T0209747

EL FUTURO DE LA
MEDICINA Y EL CUIDADO DE LA SALUD

EQUIPO DE PREVENCIÓN HOLÍSTICO INTEGRATIVO DIAGNOSIS Y TRATAMIENTO

ELIMINE LA MUERTE CAUSADA POR DROGAS
DAÑINAS Y CIRUGÍA INNECESARIA.
EL CUERPO SE CURA A SÍ MISMO … LOS DOCTORES NO LO HACEN.
LOS SÍNTOMAS SON UN MENSAJE … ¡UBIQUE Y TRATE LAS CAUSAS!

DR. WALTER J. URBAN
CON ALEXANDRA LUTY

authorHOUSE®

AuthorHouse™
1663 Liberty Drive
Bloomington, IN 47403
www.authorhouse.com
Teléfono: 1 (800) 839-8640

Publicada por AuthorHouse 08/28/2019

ISBN: 978-1-7283-2446-3 (tapa blanda)
ISBN: 978-1-7283-2444-9 (tapa dura)
ISBN: 978-1-7283-2445-6 (libro electrónico)

Número de Control de la Biblioteca del Congreso: 2019912485

Información sobre impresión disponible en la última página.

Este es un libro impreso en papel libre de ácido.

Título original de esta obra:
The Future of Medicine and Health Care.
Traducida al español por:
C M YAKU Y ASOCIADOS S. A.
E-mail: global.translation22@gmail.com
Coordinador y Supervisor:
Rafael Chacón Bonilla
E-mail: langserv@yahoo.com

ÍNDICE

DEDICADO

A la memoria de mi madre que murió durante una cirugía y de esos que abrirán sus mentes para salvar el futuro de los niños y la salud del planeta. Este libro, adicionalmente a los últimos tres, ha sido escrito para ayudar a la gente. Para eso estoy aquí. Mi corazón se siente bien cuando ayudo, y siento gozo cuando la gente recibe mi ayuda. Entiendo y acepto a la gente donde esté. Esto me permite tener compasión y deseo de ayudar.

Espero que usted abra su mente para que se ayude. Deje ir las viejas creencias que realmente no le están ayudando y vaya más allá de sus pensamientos, ideas, discursos y acciones auto-limitantes. Les entrego todo mi amor.

Un enorme GRACIAS a Alexandra Luty por todo lo que ha hecho para ayudarme a escribir este libro.

PRÓLOGO

De Alexandra Luty

Es mi fuerte y sincera opinión que las oportunidades que se nos presentan deben ser medidas. Tal fue el caso cuando vi un 'post', en un medio social, de un autor al cual recientemente le escribí un artículo preguntando si hay alguien que le guste trabajar con él para crear un libro sobre salud que cambie la vida en la edad moderna. Como alguien que es bastante nuevo en escribir trabajos publicados y aún más nuevo por cuidar de mi salud, vi esto como una llamada directa que se me hizo. Esta fue mi oportunidad para trabajar con un autor establecido, e ir a través del proceso de re-investigación, edición y publicación de un trabajo completo. Lo que no me di cuenta en ese momento, fue que no solo iba a aprender, también cambiaría.

Este libro está listo para cambiar los modelos aceptados predominantes que abordan los problemas encarados por la humanidad. Y lo hará con muy poco esfuerzo, solo con una completa disolución de cómo enmarcamos nuestros problemas en primer lugar. Las ideas en este libro destruirán los egos que han opacado el diálogo acerca de porqué los humanos se vuelven insalubres en primer lugar. Los destruirá, solo para reconstruirlos (esta vez con amor y el apoyo apropiado). La vida no es creada en un vacío. Ni lo son los problemas que asolan la vida. Hay una raíz para cada problema y una razón para todo síntoma. Aunque pueda no ser obvio desde la superficie, nosotros construimos nuestros cuerpos y nuestro mundo con nuestros pensamientos, emociones, acciones y reacciones. Es el momento de que los pacientes, los médicos, doctores practicantes del cuidado de la salud, de todas las modalidades, tomen la responsabilidad de su continua educación personal y pongan a un lado sus inmutables egos profesionales.

Cada uno de nosotros es bendecido de tener nuestro propio viaje lleno de experiencias individuales. Cada 'facilitador de la salud' encuentra su propio set personal de dolencias que llaman su atención profesional. Cada una de estas experiencias se prestan para reunir un bagaje de conocimientos con los que continúan para tratar a sus pacientes. El objetivo de este libro es empujar a los doctores a ir más allá de su conocimiento personal base hablando con otros practicantes más frecuentemente y colaborar abiertamente con más respuestas desde dentro de su comunidad médica, o aun de sus comunidades globales del cuidado de la salud. Cuando se torna puramente obvio que todos nosotros tenemos espacio para crecer (incluso aquellos en la cima de sus profesiones) pondremos nuestros egos individuales en el lugar de medición para empezar a curar como planeta.

Hay partes de nuestro mundo que la comunidad científica aun no entiende. Los científicos aún están descubriendo nuevas funciones dentro del cuerpo humano en el siglo 21. Probablemente, no hay materia que hallamos estudiado por más tiempo que el cuerpo humano, aun así, la extensión total de sus procesos son a veces un misterio para las mentes superiores de hoy. Después de todos los experimentos que se han realizado en temas humanos, los doctores apenas empiezan a entender el efecto placebo, y porqué los pacientes que no obtienen tratamiento o de tratamientos de farsa, se recuperan en la misma proporción que aquellos que reciben tratamientos de prueba[1]. Nos damos cuenta que la mente juega un rol en la recuperación del cuerpo, pero se siente como si los científicos no han mirado con mucho esfuerzo para probar cómo o por qué ese rol entra en el cuadro. Si lo hicieran, reconocerían que el cuerpo trabaja como un equipo de diferentes partes que requieren su atención propia e individual para hacer que funcionen más óptimamente como un todo. Esto significa que los practicantes médicos de diferentes variedades están necesitados de ayudar al cuerpo a hallar el equilibrio requerido para sanarse.

---

[1] http://time.com/5392687/placebo-effect-pain/

En lugar de buscar las causas-raíz de la enfermedad y escuchar las historias individuales de sus pacientes, los doctores médicos están confiando ampliamente en su educación simplificada que está totalmente empacada con la investigación, mayormente revisada por colegas (en su mayoría financiada en forma privada), acerca de lo que la ciencia moderna piensa que conoce del cuerpo humano. Sin importar las brechas en las historias oficiales de nuestra salud humana. Sin importar las anécdotas individuales que se comparan conjuntamente con las causas señaladas por los pacientes individuales. La ciencia medicinal moderna alopática desea que creamos que sabe mejor qué hacer con nuestros síntomas. Ellos nos dan antídotos y aun vacunas para evitar lo que supuestamente nos enferma: nuestros síntomas de dolor e incomodidad. Con seguridad, puedo creer que ellos puedan saber cómo lograr estas metas. Pero, para mí, ese tipo de 'puedan' no es suficiente. Lo que es mejor que la "mejor información" de la medicina moderna es *toda* la información sobre salud y sanación. Y la única vía para obtener toda esa información es juntarse y compartir nuestro bagaje de conocimiento colectivo. Esto significa que los doctores necesitan escuchar a sus pacientes que vienen describiendo por qué ellos piensan que están teniendo síntomas. Además, los doctores deben escuchar a sus colegas practicantes, de todas las modalidades, para aprender las preguntas correctas para hacer a sus pacientes y para obtener la imagen completa. Y los pacientes deben hacer todas las preguntas intuitivas y narrar sus experiencias personales, al mismo tiempo que estar listos a escuchar, pensar y aprender.

Si la mente realmente juega un papel en nuestra habilidad de sanar las causas de nuestra enfermedad, entonces, la ciencia puede tomar algunas señales de la creencia. Es hora de creer que ninguno de nosotros tiene todas las respuestas. Ni siquiera tenemos todas las preguntas. Nuestros egos pueden no querer creer, pero ya no pueden regirse por sí mismos. El corazón humano tiene su propio mini cerebro con el que rige sobre los más importantes procesos en el cuerpo humano. Por supuesto, ni el corazón ni el cerebro pueden existir uno sin el otro. Con razón el corazón simbólicamente representa el amor; la más cercana representación de la cercana simbiótica que los lingüistas y filósofos han ingeniado. Debemos poner atención al cuerpo con nuestras mentes analíticas y nuestros corazones abiertos al mismo tiempo. Es hora de tomar todo en consideración de una vez. No importa lo duro que parezca, si nos juntamos todos, no hay falla que no podamos aceptar y seguir hacia adelante.

***

Trabajar este manuscrito con el Dr. Urban ha cambiado mi perspectiva retándome a ser más honesta conmigo mismo acerca de mi salud. Ya no parpadeo simulando que no sé qué tomar una Coca Cola no solo me dañará mi salud a largo plazo, sino que tomándola estoy apoyando una industria que envenena el medio ambiente y las economías. Ya no puedo sentarme ociosamente sin preguntarme a mí misma si he tenido suficiente ejercicio este día, o si me he estirado lo suficiente, o meditado suficiente, más que estar mirando mi teléfono inteligente. Estas no son ideas revolucionarias. En lugar de eso, esto ha sido una evolución de consciencia a un estado de más integridad. Al cuestionar mis pensamientos, ideas y acciones más regularmente y metódicamente, me estoy volviendo más honesta y posiblemente más yo misma. Ya no me estoy mintiendo más, de manera que no hay necesidad de dividir mi atención o distraer mi mente mientras pienso o realizo cosas que sé son dañinas.

Este libro ha sido un reto para escribir de más maneras que una. Si elimino cualquier cosa de esta experiencia, será mirar antes de saltar de ahora en adelante. Lanzarse a una oportunidad puede ser una experiencia bendita, pero sabiendo hacia donde lanzarse y qué se siente cuando se aterriza, realmente trae una nueva dimensión de audacia a la experiencia. El miedo puede ser un motivador poderoso, pero para mí, el conocimiento es el poder real.

Espero que usted encuentre el poder en la experiencia de leer este libro, tanto como, yo al ayudar a crearlo. Lo que usted haga con esta información está enteramente en sus manos. Pero si este libro tuviera, aunque sea la mitad de la fuerza que sé que tiene, no tengo duda que también cambiará su vida.

Atrape las oportunidades que se le presentan aquí. Solo acuérdese de mirar antes de saltar.

PRÓLOGO

De Dr. Carolina Ortega Ballesteros, MD

La vida avanza a pasos gigantes, cada día vemos más situaciones que nos hacen pensar acerca del futuro de la naturaleza y, por tanto, el futuro de la raza humana. Los escenarios son aterradores, pero más atemorizante es que no somos capaces de detenernos en el camino, y al menos, tratar de actuar de acuerdo a lo que nuestro corazón o instinto dicen.

Muchas veces se nos ha dicho acerca de la importancia de mantener una buena salud, pero los expertos nos han dicho poco acerca de cómo lograrlo. ¿Sabe por qué? Porqué los expertos tienen la última palabra en este tema.

Una vez sentada como paciente en una sala de espera, un médico colega que había sido asignado para asistirme, me llama por mi nombre: "Carolina Ortega Ballesteros." Entré a su pequeña oficina y sin mirarme, me ofreció sentarme. Después de varios minutos de ver la pantalla de su computador, él preguntó: "cuál es la razón de su consulta?" En ese momento, yo aún no había visto sus ojos. Yo respondí: He sentido un pequeño dolor en la boca de mi estómago desde hace varios meses. Un doctor me recetó antiácidos como el omeprazol y no me he sentido mejor."

Aún sin tomarme la presión sanguínea, mi pulso o palpar mi abdomen, mi colega me pasa una orden para una endoscopía del tracto digestivo superior. Con gran tristeza e indignación, trato de tener su atención aumentando el tono de mi voz, sin éxito.

Salí de su oficina y logro analizar varios aspectos en mi camino a casa que creo marcaron mi vida personal y profesional, y cómo difieren del tratamiento de mi colega hacia mí como paciente:

1. Usted nunca sabe en frente de quien está. Todos los seres humanos somos iguales y nosotros necesitamos la compasión y el apoyo del doctor cuando lo visitamos.
2. Los programas de salud en el mundo están tan sistematizados y tan fragmentados que solo nos permiten observar y aliviar síntomas, sin ver el todo.
3. El doctor que me cuida está más enfermo que yo y tal vez no satisfecho con las demandas a las cuales está sujeto en su trabajo, o por las situaciones personales que lleva en su maletín.
4. La causa de la enfermedad es multifactorial y no solo debemos enfocarnos en el cuerpo. La mente y el espíritu también intervienen.
5. La emoción que el doctor genera en mí (indignación) empeoran los síntomas.
6. El contacto visual es esencial en cualquier relación interpersonal.
7. Debemos cambiar el mundo; y para hacerlo, debemos empezar por nosotros mismos.

Con el tiempo descubrí la causa de mi calor abdominal y puedo asegurarle que no fue mi estómago.

***

En este libro <u>El Futuro de la Medicina y el Cuidado de la Salud</u>, el Dr. Walter J. Urban logra capturar, en forma simple, y con bases científicas, técnicas y experimentales, algunas herramientas para empezar a forjar el cambio. La cantidad de información disponible en redes sociales hace más fácil saber si un profesional es, o no, de beneficio para nuestra salud y bienestar. Pero también hay fuentes electrónicas irresponsables y sensacionalistas capaces de producir más cuestiones sin resolver.

Las facultades de medicina nos forman como máquinas de trabajo, desempeñando turnos de hasta 24 horas en un servicio de emergencia como requisito para el deseado título y autoridad para ser llamados doctores. Nos llaman doctores, y nuestro ego se va hasta el cielo. Nos llaman doctores y creemos que tenemos la última palabra. Nos llaman doctores y no permitimos que el paciente hable de acerca de todo lo que siente, vive y come. Nos llaman doctores y olvidamos nuestras familias. En lugar de eso nos dedicamos a ser más reconocidos en el lugar de trabajo.

Continuamos llamándonos doctores y aun así muchos de nosotros nos hemos olvidado como ser realmente doctores. Recicladores, abogados, hombres y mujeres de negocios, profesores, ingenieros; la mayoría de oficios crean asociaciones para luchar por el bien común. Los doctores están entrenados para ser egoístas, competitivos, y en algunos casos, con poca sensibilidad al dolor de los demás. Esto es lo que hace difícil para nosotros formar asociaciones multidisciplinarias para el bienestar de la sociedad confiada a nosotros. Es difícil para el médico aceptar que él no sabe algo acerca de un problema de salud, y prefiere, en muchas ocasiones, afirmar que solo su conocimiento es válido.

Si usted tiene el valor de decirle a su oncólogo que usted prefiere Vitamina C en lugar de quimioterapia, o aún como un adyuvante, por ejemplo, su doctor probablemente le dirá que la vitamina C solo sirve para tratar el escorbuto y que el escorbuto es una enfermedad extinta en nuestro planeta. Sin ninguna información científica que justifique esa respuesta, el doctor tiene la posibilidad de mantenerse en su posición solo manteniendo una mente cerrada y alimentando su ego.

Debemos ser 'pioneros profesionales de la salud' en el tan largo esperado cambio que traslade el bienestar a las futuras generaciones, empezando por desechar los paradigmas de la mente obsoleta que solo nos hacen complicados. La práctica profesional de la medicina alternativa cambió mi vida y no desfallezco en el intento de cambiar las vidas de mis pacientes y sus familias.

PARTE 1:

Introducción Al Equipo De Prevención Holístico Integrativo, Diagnosis Y Tratamiento

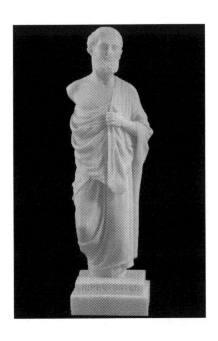

"Primero, no dañe." Hipócrates.

***

La medicina alopática tiene algunos tratamientos PELIGROSOS. Hay fármacos dañinos y cirugías dañinas. La quimioterapia y la radiación tienen efectos extremadamente adversos. Estos cuatro aspectos de daño hecho por la medicina alopática deben ser expuestos al público y explicados a todos los pacientes. No dañar fue el juramento del doctor y esto no debe ser olvidado nunca.

Una gran cantidad de evidencia de apoyo ha comprobado estos cuatro puntos, y aun así los practicantes alopáticos continúan siendo entrenados para prescribir estos tratamientos y muchos son aun inconscientes de sus efectos dañinos y peligrosos. Son esclavos de su educación limitada ... tan limitada que ellos mismos pueden usar los mismos cuatro tratamientos. ¡Qué tragedia para todos los involucrados, excepto, por supuesto, para aquellos que tienen enormes ingresos anuales de la miseria que estos tratamientos alopáticos estándar dañinos causan!

DE LA EVOLUCIÓN A LA REVOLUCIÓN

El concepto de un equipo holístico integrativo es el primer paso en lo que respecta a la medicina y cuidado de la salud. Muchos doctores médicos alopáticos han hecho cambios significativos en sus prácticas al darse cuenta de la importancia de la dieta, el ejercicio, el sueño, micro y macro biomas, etc. Algunos sostienen que han hallado las curas para el cáncer y la diabetes, rechazando el consenso moderno de que la quimioterapia, la radiación y las drogas farmacéuticas son la mejor opción para el tratamiento. Aquellos que desean probar algo diferente están volviéndose a lo que es generalmente llamado con el término 'medicina alternativa,' también conocida como la medicina original.

Las compañías de fármacos controlan las escuelas de medicina alopáticas. De acuerdo a los investigadores Rijul Kshirsagar y Priscilla Vu de la Universidad de California, Escuela de Medicina Irvine, los estudiantes reciben regalos tales como comidas gratis, libros de texto, textos de bolsillo, pequeñas baratijas y muestras de fármacos. Ellos concluyen que "de 40 a 100 por ciento de los estudiantes médicos reportan exposición a la industria farmacéutica, con estudiantes clínicos con más probabilidad que los estudiantes preclínicos que reportan exposición."[2] Después de las facultades de medicina, la industria farmacéutica gasta al menos $5 billones anualmente en el mercado de los Estados Unidos, lo cual es más de $8,000 por médico.[3] Hoy, las grandes corporaciones aun poseen las compañías

---

[2] http://in-training.org/drugged-greed-pharmaceutical-industrys-role-us-medical-education-10639

[3] http://in-training.org/drugged-greed-pharmaceutical-industrys-role-us-medical-education-10639

de comidas, las estaciones de TV, la mayoría de los medios de impresión, medios online y las compañías de seguros, mientras que el resto de nosotros continua viviendo dentro de una matriz de fuerza creada por aquellos que tienen el dinero y los activos detrás de bastidores.

Este control, sin embargo, va a ser eliminado en lo que el público despierte a la verdad del estilo de vida y medio ambiente apropiados. La evolución se convertirá en una revolución y la vieja estructura médica se quebrará y colapsará. Nosotros, la gente en el mundo, desea tornarse saludable y mantenerse saludable en la medida que obtenemos más información. Superaremos los miedos y nos desharemos de lo que nos han enseñado. Nuestros números están creciendo y continuarán haciéndolo.

NADIE MUERE DE CÁNCER, ATAQUES AL CORAZÓN, DIABETES O ALGUNA OTRA ENFERMEDAD. ¡LA GENTE MUERE DE MALOS ESTILOS DE VIDA, LA MEDICINA Y LOS CUIDADOS DE LA SALUD INADECUADOS!

PREFACIO

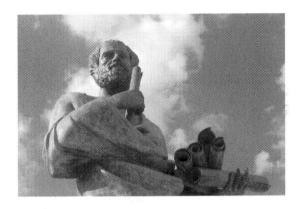

"Emplee su tiempo mejorándose a sí mismo a través de los escritos de otros hombres de manera que usted pueda fácilmente adentrarse en lo que otros han trabajado con tanto ahínco." Sócrates.

Sería bueno ver un poquito de cooperación entre toda la competencia del mundo de hoy. Con este libro, estamos construyendo el siguiente paso en el futuro del cuidado de la salud manifestando la creación de un 'Equipo Holístico Integrativo.' Nosotros, el equipo de autores de este libro, no sentimos la necesidad de esperar por un líder inspirado, ni buscamos tomar ese manto. Es nuestro propósito compartir la amplitud de la información nuestra actual, común fundación de cuidados de la salud con el mundo, de manera que los primeros equipos de practicantes inspirados que desean trabajar juntos puedan sanar a los pacientes. Nosotros creemos que este equipo continuará inspirando a otros equipos hasta que alcancemos el punto de inflexión en el cuidado de la salud: donde lo moderno se encuentre con lo antiguo, y lo alternativo se encuentre con lo tradicional.

Cada una de nosotros (pacientes y practicantes) podemos hacer un mejor trabajo ayudándonos unos a otros. Dándonos cuenta que muchos practicantes del cuidado de la salud actualmente compiten por su supervivencia financiera, se entiende que no ha sido un proceso fácil permitir el espacio para todas las modalidades y existir en el ámbito de la 'medicina moderna'. Muchas teorías sobre el cuidado de la salud están aún hoy en un debate candente, y a más de pocos practicantes del cuidado de la salud se les ha prohibido, de parte de varias autoridades médicas alrededor del mundo, sus teorías controversiales, independientemente de cuan esparcida o culturalmente significante una práctica pueda ser.

A pesar de las controversias, las últimas décadas han visto un incremento en la demanda por la medicina "alternativa". Este crecimiento en el interés nos muestra que el paciente se ha vuelto más consciente de la disponibilidad de opciones y que el paciente desea seguir su intuición; jugarse el chance de algo nuevo (o viejo). Y hay una buena razón para esto.

En 1978, escribí el libro de <u>Terapia Integrativa: Fundamentos de Holística y la Auto-Curación [Integrative Therapy: Foundation for Holistic and Self-Healing]</u> acerca del concepto del 'equipo del cuidado de la salud'. Fue llamado un "libro de avanzada" y "el primero de su tipo" en las revisiones de mis compañeros. Este libro definió la idea de la 'Terapia Integrativa' (idea avanzada de que la sanación es más importante que la teoría o el método usado para curar. Con la adición del término 'prevención' al título de este libro, el contenido del siguiente tratado se torna único y un gran paso hacia la integración del cuidado de la salud y la sanación final.

Desde la creación de la internet, los humanos han empezado a moverse más allá de la historia confinada por la fragmentación de la información. Una sed de más información ha permeado la industria del cuidado de la salud. Ahora es el momento de hacerlo. ¡Estamos listos! Lea este libro con una mente abierta e inquisitiva y se beneficiará de la reducción del sufrimiento humano a manos de la falta de información. Entendiendo cómo se trata la enfermedad holísticamente, entenderemos la importancia de todo el cuadro; y viceversa.

Para una definición común de un estado de salud duradera, proponemos que una imagen holística incluya: una buena dieta, ejercicio regular, complementar nuestras deficiencias naturales en forma natural, y escuchar las reacciones de nuestro cuerpo. Con esto ponernos atención a nosotros mismos y a aquellos a nuestro alrededor, estamos creando la plataforma para la prevención de la enfermedad tratando nuestros cuerpos como sagrados y como parte de un todo mayor.

Aquellos que piensan que saben mucho, aprenden muy poco.
Aquellos que saben que saben poco, pueden aprender mucho.

Había Una Vez

Había un hombre que estudiaba y estudiaba y estudiaba. Él asumía que sabía algo del mundo. Incluso algunos de sus amigos pensaban que él sabía algo. Pero después de mucha auto-reflexión, él empezó se preguntaba si, después de todo, sabía algo. Él hablaba acerca del amor y pensó que todos sus estudios le llevaban al amor.

Años más tarde, él se dio cuenta que hablar del amor, como él y otros lo hicieron, era igual que decir palabras vacías. Él se dio cuenta que hablar del amor solo salía de la mente. Hablando con sentimiento, desde el corazón y la mente juntos, parecía tener más sentido. Después de mucha reflexión, se dio cuenta que también debía *mostrar* amor, a todos y a todo. Tratar a otros, y a todos, con amor era la única forma de mantenerse *en el amor*.

La gente alrededor del viejo no entiende que la aceptación, la compasión y la comprensión son todos parte de la base de poner la conducta del amor en práctica. Él se pregunta por qué es así. Reflexiona otra vez y piensa que la gente frecuentemente y emocionalmente dominada por sus historias de vida no pueden alejarse de sus viejos pensamientos, ideas, conductas y ego de la personalidad. Él trata de decirle a otros su idea, pero no es aceptada y hace que la gente se sienta y actúe a la defensiva. Trata una y otra vez, y finalmente se da por vencido.

Reflexiona otra vez y piensa qué puede hacer.

Entonces, él despierta, y se da cuenta que todo fue un sueño y regresa a dormir.

PROPÓSITO

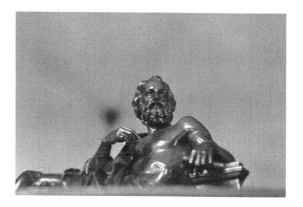

"El inicio es la parte más importante del trabajo." Platón

Introducción al Cuidado Integrativo

Las modalidades tradicionales del cuidado de la salud están todas limitadas por sus linderos inherentes, auto-impuestos y por los límites de la mente del practicante que se mantiene dentro de esas fronteras aprendidas. Estas modalidades ya no son los mejores métodos para el practicante, o para el paciente. Globalmente, nos quedamos cortos en proveer el mejor cuidado posible al paciente. Los pacientes frecuentemente no se están recuperando de enfermedades y síndromes hace mucho identificadas, y en muchos casos, los síntomas avanzan, con o sin la atención al cuidado de la salud. Estos resultados pueden, y llevan a la desesperanza. En estos escenarios, el practicante frecuentemente no crece profesionalmente y frecuentemente se mantiene en una posición cerrada y a la defensiva.

Hay, sin embargo, una nueva brisa del practicante del cuidado de la salud; nadie está listo para abandonar su ego profesional para crecer. Esto es evidenciado por varios trabajos en la internet como las series La Planta Sagrada [The Sacred Plant] que discute los beneficios curativos del uso del cannabis medicinal. También podemos ser testigos de la disminución del ego en el número creciente de las clínicas del cuidado colaborativo de la salud donde profesionales de diferentes modalidades trabajan juntos bajo un techo.

Aun así, las estadísticas de salud global de hoy muestran que aún se requiere que ocurra un gran cambio para todos los practicantes cuidadores de la salud para servir mejor a todos los pacientes. Se requiere un fuerte deseo para la acción positiva y los resultados, mientras que las motivaciones financieras son una restricción que puede ser reducida. Hallar y dedicar el tiempo para aprender puede ser restringido por el deseo financiero y la necesidad de servir al ego personal; para lograr estatus y prestigio. ¿Puede usted imaginar a un cirujano hablando con un quiropráctico? ¿Cree que alguna vez ha ocurrido? ¿Sucederá algún día? ¡Estamos aquí para decir que esto debe ocurrir!

Este deseo de tener una mente abierta; comunicarse y tomarse el tiempo para hacerlo es necesario. Esta es la razón por la que este libro ha sido escrito; para estimular a todos practicantes del cuidado de la salud y pacientes para tomar mayor responsabilidad de su propio bienestar. Más que ser el obediente, paciente soñador, esperando la magia del doctor, o una píldora mágica, hierba, máquina, etc., la carga está sobre el paciente para que persuada a su practicante del cuidado de la salud para que cave profundo, todo el camino hacia la causa de la enfermedad. Necesitamos hallar el coraje necesario para entrar al nuevo horizonte del cuidado de la salud. La integración holística del cuidado de la salud reconocida desde todas las fuentes, desde el chamán hasta la Medicina Funcional del doctor, y todo en medio. Todo eso lo necesitamos.

Para alcanzar este nuevo ámbito del entendimiento del cuidado de la salud, cada practicante debe desear tomar la iniciativa hacia el cambio. El paciente debe despertar de la pasividad infantil al sentido de responsabilidad adulta siendo activo en sus consultas de salud. Esto significa que los practicantes del cuidado de la salud deben tomarse el tiempo para responder cuestiones y escuchar pacientemente las preocupaciones del paciente.

Cuando un paciente se prepara a sí mismo para estudiar su propia condición de enfermo está haciendo preguntas y discutiendo su situación con la comprensión necesaria para un diálogo responsable entre el paciente y el practicante. No hay necesidad simplemente de obedecer todas las órdenes con poco o ningún entendimiento. De hecho, ¡nosotros aconsejamos contra dichas prácticas! Como propone el budismo, *usted es el poder y tiene la responsabilidad*, entonces, no tiene sentido culpar a su medio.

Los pacientes deben ver a su practicante del cuidado de la salud escogido como una autoridad que conoce y entiende cada uno de sus problemas de salud, y quien también conoce la solución. Con esto en mente, el paciente entra a la consulta y escucha respetuosamente; sin embargo, aun reverentemente, como se ha prendido en encuentros previos con la industria del cuidado de la salud. En mi experiencia personal, he hallado que la mayoría de los doctores, después de escuchar el problema presentado, da poco espacio para más información o preguntas del paciente. El doctor escuchará los síntomas de un paciente y quedará a cargo, a partir de ahí, esto tiende a inhibir más información del paciente que puede ser útil a la diagnosis y al tratamiento. Este es el caso con casi todos los "doctores de seguro" alrededor del mundo, a los que se les dice que operen bajo restricciones limitadas de tiempo. Se les pide "producir" números para mantener su posición. He hallado personalmente doctores de 'no seguro' ser más pacientes, permitiendo más tiempo en el proceso de consulta.

Esos doctores que están abiertos a aprender de sus pacientes y de otras modalidades de tratamiento hallarán que esto beneficia su propio conocimiento y práctica profesional. Contrariamente, un doctor que se siente amenazado por las brechas en su conocimiento puede privarse de toda la ganancia que se obtiene de un intercambio de disciplinas. No solo el doctor de mente cerrada se lastima a sí mismo y a sus pacientes, tampoco obtienen la experiencia de gozo que se logra aumentando su conocimiento. El doctor de mente cerrada está perdiendo un buen sentimiento personal a través de la experiencia personal y el crecimiento profesional.

El equipo de prevención holístico integrativo, diagnosis y tratamiento ha ganado recompensas en muchas áreas. El paciente, el doctor, los presupuestos individuales, los presupuestos de gobierno, y la salud del ambiente, todos de beneficio. El paciente se beneficia de una mejor salud cuando aprende acerca de mejores hábitos de la vida diaria, construyendo su conocimiento desde la base; de la prevención al diagnóstico y tratamiento apropiados. Las necesidades individuales y las deficiencias deben ser dirigidas para contribuir a una mejor salud general, como la dieta apropiada, el sueño, el ejercicio regular, el pensamiento positivo, el control de las reacciones emocionales y las preocupaciones espirituales. Cada una de estas facetas de la experiencia humana puede tener un impacto significativo sobre la salud.

Todo practicante del cuidado de la salud aprenderá que debe ir más allá de los límites de su entrenamiento y su posible codicia financiera. Ellos deben superar las partes de su ego profesional que los bloquea de experimentar en gozo en su crecimiento personal y profesional. A través del crecimiento de estas áreas, los costos del tratamiento (financiero y físico) y la duración del tratamiento puede ser reducido. Los gobiernos que dan fondos a los hospitales públicos y de seguro de salud serán capaces de reducir sus presupuestos del cuidado de la salud. Esto probablemente no gustará a las compañías farmacéuticas y de seguros que deben crear más beneficios a sus accionistas.

Cuando el paciente aprende acerca de sus elecciones dietéticas, tales como escoger alimentos orgánicos en lugar de OMG [Organismos Modificados Genéticamente], o alimentos cultivados con grandes cantidades de químicos, o llenos de otros 10,000 aditivos para alimentos en comidas procesadas, el medio ambiente se beneficia. Cuando tomamos control de nuestras dietas y luchamos por el aire limpio, tierra rica en agua y minerales, el medio ambiente se beneficia. El agua embotellada frecuentemente tiene partículas de plástico flotante, que son dañinas al ser consumidas a través del tiempo. Tomar más agua embotellada significa más plástico que acaba en nuestras fuentes de agua. Ingerir plástico a través del calor, ralladuras u otras micro-partículas se conoce como riesgo carcinogénico[4]. Aprender acerca de la causa y reacción es la parte que podemos jugar en nuestra propia prevención de las enfermedades. Juntar toda la información será un beneficio para la humanidad. Depende de todos nosotros tomar la responsabilidad de educarnos conjuntamente con el crecimiento de la información en todos los aspectos relevantes a nuestras vidas individuales, con enfoque especial puesto en nuestra prioridad número uno: Nuestra Salud.

---

[4] https://ntp.niehs.nih.gov/ntp/roc/content/listed_substances_508.pdf

Más allá de estas motivaciones para escribir este libro, la mía personal incluye el tratamiento médico inadecuado que yo personalmente he recibido. Tengo una condición crónica con la cual viviré por el resto de mi vida debido a mi propia falta de conocimiento y de cuestionar a los practicantes del cuidado de mi salud. Creo que yo experimenté incompetencia médica y negligencia; sin embargo, en última instancia, ahora me siento responsable por no haber investigado más por mí mismo. Debemos hacernos las preguntas: ¿Por qué tantos doctores no toman la responsabilidad de su crecimiento profesional? ¿Por qué no hacen los cambios en ellos mismos y sus prácticas profesionales que traerán una mejor salud a todos? El asunto de fondo usualmente radica en el miedo y la pereza (no querer hacer el trabajo necesario), entonces, debemos estar seguros en asumir que estas dos son las razones principales del porqué no. La mayoría de la gente quiere ser nutrida o entretenida después de su trabajo diario. Además, el "trabajo" no pagado en la forma de estudio no está usualmente en la agenda de la persona (o del doctor) promedio.

El miedo es típicamente inconsciente en mucha gente y el cambio es difícil de abordar cuando aquél no es reconocido. Puede haber varios miedos presentes, tales como el miedo a la seguridad del propio ego profesional, a la auto-estima o al estatus social. No es un bonito sentimiento reconocer que usted de hecho *no lo sabe todo*, y probablemente nunca lo sabrá. Aun dentro de la misma profesión, puede haber una falta de comunicación entre practicantes que vienen de diferentes puntos de vista y una vacilación de hacer que una referencia inter-profesional pueda desarrollarse. Derivar el ingreso de fuentes en base al seguro puede limitar la habilidad del doctor a encararse a él mismo a causa de su dependencia en una más grande entidad que no tiene el tiempo o los recursos para un "más amplio estudio." En un escenario de tiempo no hay lugar para mirar al espejo y reflexionar con auto-observación, aún menos auto-evaluación, y no hay tiempo para probar pasos que puedan llevar al cambio. Nos sentimos cómodos diciendo esto con facilidad: mantenerse cómodo donde usted está, puede en realidad, ser equivalente a flotar hacia atrás. En lo que el mundo cambia rápidamente, este mensaje es para todos los que permanecen quietos: toma la responsabilidad de su propia salud ahora. No lo evite ni espere otro día. El mundo va para adelante, con o sin usted.

Para tomar la responsabilidad, se requiere ambas: la motivación y la disciplina. Para desarrollar la motivación, uno debe volverse consciente de las opciones disponibles. Para la mayoría de nosotros, a través de desarrollar gran energía y vitalidad, podemos evitar el dolor extremo, el sufrimiento y el envejecimiento prematuro. La mayoría de la gente espera una crisis para motivarse, pero es mejor iniciar el cambio hoy. No use defensas como el deseo a posponer, evitar o negar. Vuélvase más disciplinado rompiendo malos hábitos formados a través de los años. Iniciando tan fácil como lo desee e incrementando constantemente a su propio ritmo, usted aprenderá disciplina exitosamente. Pero sin convertir el conocimiento en acción, no habrá progreso real. El cambio requiere esfuerzo regular.

¿Qué es el tratamiento holístico integrativo?

El propósito básico de este libro es mostrar que cada modalidad de diagnóstico y tratamiento disponible, ofrece su propio elemento de consciencia de salud y beneficio de sanación. De hecho, cada modalidad en el mundo tiene al menos un poquito de utilidad que puede ser adaptada y aplicada en coalición con otras modalidades para obtener una imagen más clara de la salud y cómo lograrla. Todas las variadas modalidades tradicionales y contemporáneas ofrecen información que es valiosa al proceso de curación y se "integran" en múltiples modalidades, la totalidad de esta base de datos del conocimiento se torna mayor que la suma de sus partes; ábrase a la adición de nuevos elementos que incrementarán el gran todo.

Cada modalidad es limitada en alcance y necesidades para aprender de otras modalidades para adquirir un procedimiento de equipo holístico integrativo. Los practicantes del cuidado de la salud necesitan cooperar uno con el otro para, de verdad, ser capaz de ofrecer el mejor cuidado a sus pacientes. Ellos necesitan tener mentes más abiertas y posiblemente hacer un pequeño sacrificio financiero.

Tenemos la esperanza de que, primero y principalmente, los practicantes de curación de cualquier modalidad escojan entrar en sus profesiones para ayudar a la gente. Sus objetivos ideales como estudiantes pueden haberse perdido en el desarrollo de sus egos profesionales (mercadeando su "marca", siendo pagados por recomendaciones / referencias, etc.), pero no tienen que estar perdidos para siempre. Cuando se utiliza el procedimiento de equipo, ambos: los pacientes y los profesionales se beneficiarán, obteniendo algo a cambio.

El paciente se beneficiará de su mejor comprensión en el paso a la curación. El practicante del cuidado de la salud regresará a su integridad profesional, manteniendo el deseo necesario de continuar aprendiendo y estudiando para crecer continuamente en sus habilidades. Un procedimiento de equipo es la forma más fácil de adquirir esto, y es, el futuro del cuidado de la salud.

Este procedimiento de equipo deberá ser (y es) el futuro del cuidado de la salud.

***

El primer objetivo de este libro es revisar algunas de las principales modalidades de las prácticas de curación, incluyendo regímenes de dietas y ejercicios, con el objetivo de dar al practicante del cuidado de la salud una imagen más clara de qué está actualmente disponible para los pacientes, conjuntamente con algún esfuerzo para ofrecer las fortalezas y debilidades de cada una de estas modalidades cuidadosamente seleccionadas, según fue determinado por nuestro equipo de autores falibles. Hemos seleccionado las modalidades que creemos son las más notablemente representativas de la amplia variedad de modalidades disponibles de curación en oferta hoy. Ellas no son, de ningún modo, representativas de lo que creemos son las mejores opciones para diagnóstico, tratamiento o prevención. El punto es que nos eleva a todos, como pacientes y practicantes, para aprender y decidir por nosotros mismos.

El segundo objetivo es enseñar a los pacientes y a los practicantes cómo evaluar e integrar lo que es útil en los pacientes y sus propios procesos de sanación.

El tercero es facilitar la comunicación entre cualquiera, y todos los practicantes del cuidado de la salud en una forma no competitiva lo que lleva a aprender uno del otro.

El último objetivo es aplicar todo este conocimiento a cada tratamiento y proceso de curación de cada paciente, y ayudar a los practicantes y a los pacientes, en la forma más efectiva para todos los involucrados.

Necesitamos un sistema de comunicación inter-profesional donde desde los especialistas del corazón hasta los urólogos, no solo envíen a sus pacientes para referencias. Necesitamos que haya un sistema de comunicación inter-profesional donde los psicólogos hablen a los doctores médicos. Si esto no sucede, un gran déficit continuará ocurriendo en el cuidado del paciente.

Entonces, ¿puede el corazón, la mente y la intuición del doctor combinar con la tecnología y el dinero en una forma creativa y útil? Sinceramente lo esperamos porque eventualmente aun un doctor enfermará y tendrá una crisis para la cual necesitará un buen cuidado. Despertar ahora es ganancia personal para cualquier doctor considerando su propio futuro cuidado de la salud.

¿Cuál es el objetivo del cuidado holístico de la salud?

Ayurveda, que se cree es una de las formas más viejas de medicina, data de hacer 2,500 años. Se dice que contiene 35,000 remedios para varias enfermedades. La teoría de la Ayurveda es predicada sobre la creencia de que el cuerpo humano contiene un balance individual de tres en equilibrio humano llamadas *doshas*.

En el 2,600 AC, el Faraón Egipcio Imhotep describió la diagnosis de 200 enfermedades en jeroglíficos.

Hipócrates, nacido en 460 AC, inició la tradición del estudio científico de la medicina.

La Medicina China Tradicional data del 2,500 AC y está basada en la creencia de que la energía vital (llamada *Chi* ó *Qi*) circula a través de canales en el cuerpo que están conectados con los órganos del cuerpo y sus funciones.

Cada uno de estos ejemplos de sistemas de curación alternativos usan productos y prácticas que no son parte del alcance tradicional de la medicina occidental. Muchos de sus principios individuales entran en conflicto unos con otros, pero muchas ideas principales son consistentes entre ellas.

La medicina occidental es un sistema en el que los doctores médicos, enfermeras, farmaceutas y terapistas tratan síntomas y enfermedades usando drogas, radiación, quimioterapia y cirugía. La medicina occidental es científicamente conocida como medicina alopática. Se cree que es el método de tratar la enfermedad a través del uso de agentes que producen efectos diferentes de aquellos de la enfermedad tratada (en oposición a la homeopatía que usa el mismo agente en dosis diferentes para cambiar el efecto. Si logra este propósito es un debate). En la medicina alopática, los métodos básicos del tratamiento son las drogas y la cirugía. El sistema alopático de medicina ha hecho muchos descubrimientos en las últimas dos centurias, incluyendo la anestesia (1846), la teoría de gérmenes (1861), imagen médica (1895), penicilina (1928), trasplante de órganos (1954), terapia de células madre (1970's), inmunoterapia (1970's) y avances recientes tal como aprender a descomponer el VIH (2018). Los tipos de avance en el cuidado de emergencias han resultado en que la alopatía se vuelva el sistema prevaleciente de curación, también conocido como "medicina moderna."

La Medicina Holística es diferente a las muchas tradiciones individuales de los sistemas de curación alternativos y alopáticos. La teoría holística tiene 4 principios básicos:

1. La gente tiene una fuerza de curación innata.
2. El paciente es una persona, no una enfermedad.
3. La curación necesita un procedimiento en equipo que involucra al paciente y al doctor juntos abordando todos los aspectos de la vida de la persona.
4. El tratamiento involucra abordar la causa y no solo aliviar el síntoma.

La teoría holística establece que el amor y el apoyo son sanadores poderosos, y que la gente es responsable de su propia salud. Es la evolución más lógica de la medicina que toma en cuenta los valores clave del amor por uno mismo y por los demás, la compasión, la integridad y el respeto. Requiere la cooperación profesional de diferentes practicantes y de su entusiasmo para encontrarse en un procedimiento de equipo y discutir el diagnóstico y tratamiento del paciente con un involucramiento significativo del paciente.

Es improbable que un paciente típico pueda pagar un plan de diagnóstico de tratamiento en equipo, y por eso, la curación holística no ha estado en el alcance del conocimiento o posibilidad general. Pero, nosotros no nos desanimamos por la falta de prioridad en el campo de la terapia holística porque los pacientes están creciendo en inteligencia y pidiendo que sus curadores escogidos, de cualquier modalidad, tengan mentes abiertas; deseosos de dedicar una porción de su energía a un entendimiento más amplio de las dolencias del paciente, creando y cultivando el más eficiente y efectivo paso a la sanación.

Mi definición personal de cuidado de la salud holístico es la integración de un campo de conocimiento cada vez más expandido. Esta integración involucra el aprendizaje de la interdependencia entre las partes interactivas de prevención, evaluación, diagnosis y tratamiento, pretendidas como la combinación de todos los aspectos de síntomas y causas de la enfermedad. Para lograr esto, se requiere una combinación de toda la información disponible de todas las modalidades del cuidado de la salud. Es esencial tener consciencia de todos los aspectos de la vida física, mental, emocional y espiritual de una persona, continuamente abierta a nuevas investigaciones y hallazgos en los campos de la expansión y de la nutrición, de energía y microbioma personales y colectivos. El cuidado de la salud holístico debe permanecer en un marco abierto, en el que toda la nueva información verificable y estudiada sea reinvertida en el sistema, sin lugar para cualquier sistema de creencias fijo.

¿Por qué es la hora de perseguir este objetivo?

Cuando el ego permanece en el camino de la verdad, la verdad se mantiene no descubierta.
Cuando el ego dice, yo tengo la razón, cierra la puerta al descubrimiento de nueva información.

Nuestras creencias actualizadas permanecen en la vía de nuestro progreso. Ellas son, sin embargo, frecuentemente defendidas para nuestros egos. Pero la nueva información es una amenaza más para nuestro ego. También puede ser una amenaza a los sistemas financieros construidos sobre nuestras creencias, una vez creídas sólidas como piedra. El objetivo básico del cuidado de la salud debe ser ayudar al paciente. El objetivo básico del cuidado de la salud no debe ser confirmar el entrenamiento y las creencias, o la creación de un imperio de la salud o del conocimiento.

La imagen ahora universalmente reconocida de un doctor alternativo sonriente difiere enormemente de lo que hemos conocido; al que ve la computadora, digitando con dos dedos en lo que entrevista a su paciente. El doctor del seguro que ha estado restringido a quince minutos de encuentro tiene cuotas que cumplir más que reservar más tiempo para sus pacientes y recolectar información. El paciente es meramente un motor para generar ingreso para la compañía de seguros más que una persona a quien hay que ayudar. Estos ya no son los días en que el doctor viene a su casa con su pequeño maletín negro, listo para ayudar a través de cualquier medio que pueda.

El tono de voz del doctor, el lenguaje corporal y la preocupación genuina son todos parte del arte de curar. Es hora de que recordemos y apreciemos que las emociones no habladas y la motivación real del doctor son, a cierto nivel, percibidas por el paciente. La historia personal del doctor está incrustada en sus células y escrita en su cara. Ellos están mejor preparados para tratar cuando se han tomado el tiempo para resolver tantos problemas personales como sea posible. El entrenamiento psicoanalítico, por ejemplo, requiere que el estudiante tenga sesiones intensas de psicoanálisis personal. Esto no siempre es factible o requerido en otras profesiones. Este libro, sin embargo, contiene una lista de requisitos sugeridos que nosotros sentimos deben ser considerados como parte del cualquier entrenamiento del profesional en cuidados de la salud.

Después de graduarse, la mayoría de los doctores buscan trabajo inmediatamente, en gran medida para pagar sus masivas deudas escolares. La mayoría de trabajos disponibles para jóvenes graduados están dentro de la industria de seguros que paga un salario más constante que iniciar la propia práctica. Pero como lo dijimos antes, también vienen con el tiempo las presiones de referencia. Yo he tenido la experiencia de ser testigo de un doctor que se enojó cuando le hice una pregunta detallada cuya respuesta no sabía. "No lo sé" puede ser una respuesta de bastante ayuda para comprobar el siguiente paso más que una confiada respuesta sin base.

Un paciente educado puede salir de un rol condicionado de indefensión y volverse un participante activo en su cuidado de la salud. Solo tener la opción de aprender dará al paciente la oportunidad de recuperar el sentido de fortaleza que necesitan para empezar el proceso de su recuperación. La víctima pasiva es menos probable que se recupere que el paciente tipo ayudante activo que desea asistir en su propia recuperación y proceso de prevención futuro.

La vasta mayoría de pacientes de cuidado de la salud hoy han sido entrenados por la sociedad, la cultura y la industria, a escuchar al doctor acerca de su salud de la misma forma en que escuchamos a los mecánicos con respecto a los problemas del auto. La mayoría de nosotros somos laicos en lo que se refiere a la mecánica del auto y confiamos en que los "expertos" diagnostiquen y arreglen los problemas del carro. Y hacemos lo mismo con nuestra mecánica corporal. La mayoría de nosotros no poseemos el conocimiento básico para entender cómo prevenir una enfermedad, menos aún como tratarla. Es hora de que todos aprendamos cómo chequear nuestros "medidores" corporales para ver si se "encienden" cuando los probamos. Es comprensible que cuando usted va al doctor usted pueda estar un poquito ansioso por su dolor, por tanto, dispuesto a obedecer rápidamente por miedo a su salud. Pero realmente ¿por qué no preguntar al doctor acerca de la causa de su dolor?

El proceso de curación más efectivo es cuando el cuerpo, la mente y el espíritu trabajan juntos. Tratar un síntoma no es curar, y no debemos olvidar que el cuerpo se cura solo. Ningún doctor en el mundo puede curar una cortada … el cuerpo lo hace.

"Somos lo que repetidamente hacemos. La excelencia, entonces, no es un acto, sino un hábito." Aristóteles.

Prevención vs. Crisis

Yo he aceptado que aun la gente más inteligente esperará una crisis de salud más de lo necesario para evitar una crisis. La mayoría de la gente está consistentemente parcialmente enferma, pero los síntomas no los molesta bastante como para evaluar su propia situación de salud internamente. Tiende a racionalizar su grasa abdominal, estómago prominente, estrés, emociones y conflictos negativos usando los típicos 'chivos expiatorios,' tales como culpar al ambiente, hormonas, o simplemente pasar un buen rato. Los problemas emocionales que evita la gente de ser el objetivo frecuentemente sirve como una buena defensa en contra de exponerse ellos mismos a la información basada en estudios científicos, o aun a momentos raros de reflexión personal. La negación es una defensa comúnmente usada por mucha gente que trata con problemas de salud.

La cantidad de estudios científicos e investigaciones que están disponibles al público de fuentes de reputación es enorme y aumenta todo el tiempo. A pesar de este florecimiento de recursos disponibles, alguna de la gente más inteligente en el mundo, como los doctores médicos, se han rehusado a mirar la información, aun cuando se les presenta. Nunca olvidaré el estudio de un doctor con el que trabajé en Nueva York cuando laboraba para un gran proveedor de seguros. Este doctor tenía que tener un triple marcapasos antes de estar listo para escucharme acerca de las comidas que él estaba ingiriendo.

Si usted tiene cualquier tipo de problema de salud menor, ya sea físico, mental o emocional, tiene sentido investigarlo antes de empeorar. Si usted se mantiene viviendo un estilo de vida que ha tenido hasta ahora, hay buena probabilidad de que los problemas persistan, y posiblemente, crezcan. Abra su mente a la prevención … no espere la crisis.

La Actitud es Importante

En lo que usted lee este libro usted se puede preguntarse: *¿cuál es mi actitud hacia mi salud?*

El término 'actitud' tiene varios significados:

- Sus pensamientos, sentimientos, valores, creencias, emociones y acciones
- Una posición, disposición y orientación de la mente
- Positiva o negativa, consciente o inconsciente, una forma de responder a las cosas
- Fría, arrogante, desafiante, de aceptación, de mente abierta

La información en este libro puede agregar nueva salud a la vida cuando usted mira su actitud en lo que lee: entre más abierto usted sea, mejor puede entender la información aquí contenida.

Equipo de Diagnosis de Prevención Integrativa

Entender los precursores y los signos tempranos de la enfermedad puede ayudar a prevenir que una enfermedad se desarrolle. Estos signos tempranos pueden ser descubiertos y usados para evitar que un síntoma, o síntomas, se desarrolle(n). Sin embargo, tradicionalmente, una enfermedad es tratada solo cuando se muestra el síntoma. Cuando las herramientas para entender la salud no están disponibles, ya no hay necesidad de enfermarse ni sufrir para tratar los síntomas. El énfasis actual en localizar la causa del síntoma se ha tornado más aceptado y usado en la práctica moderna.

Hallar los signos tempranos, o precursores, puede lograrse usando un DEPI (Diagnóstico de Equipo de Prevención Integrado) [Integrative Prevention Team Diagnosis (IPTD)]. Esto se refiere a un paciente solicitando el conocimiento y los recursos de una variedad de disciplinas que toman lugar en una ubicación central donde los hallazgos de cada disciplina pueden ser presentados, discutidos y coordinados como equipo. Se puede alcanzar una conclusión tentativa presentada en forma hábil al paciente, de manera que se pueda tomar una acción para un cambio de estilo de vida. Por ejemplo, los miembros del equipo pueden incluir un iridólogo, un analista de células sanguíneas vivas, doctor médico revisando la homocisteína, triglicéridos, colesterol, etc., un nutricionista, un terapista en masaje, un quiropráctico, un psicoterapeuta, un herbalista, un naturópata, un higienista natural, un acupunturista, etc. La esencia es capturar tantas perspectivas y tantos sets de habilidades como sea posible en un Diagnóstico de Equipo de Prevención Integrado. Los hallazgos de esas disciplinas profesionales serán presentados en un encuentro del equipo en el que el objetivo será entender totalmente, discutir, coordinar y concluir cómo ayudar mejor al paciente desde el desarrollo de la enfermedad. Este equipo de diagnóstico de prevención debe ser siempre el enfoque principal. No hay lugar en el equipo para profesionales para desviarse por sus agendas personales, egos o ideas de jerarquías profesionales. Un líder hábil de este equipo facilitará y posibilitará que el trabajo en equipo sea utilizado con total respeto a cada miembro.

Para iniciar el DEPI, los miembros del equipo requerirán comprometer tiempo cada semana para construir entendimiento dentro del equipo sin remuneración (al menos inicialmente). Este será básicamente un proceso experimental, de corazón, amoroso que estará motivado por la verdad y el deseo de ayudar a evitar el innecesario sufrimiento humano. El éxito de este nuevo modelo dependerá del deseo y la motivación de los miembros del equipo a comprometerse con esta causa. El desarrollo de los centros de bienestar prototipo que presentan un número de alternativas de diferentes disciplinas ha servido como base para el futuro del cuidado de la salud con centros más integrados que incluye practicantes de corrientes principales y profesionales de curación holística.

Las lejanas consecuencias alcanzadas de dicho sistema de prevención de enfermedades reducirán el sufrimiento humano, las muertes prematuras, ayudará a la ecología del planeta, y ahorrará trillones de dólares gastados en las actuales prácticas del cuidado de la salud.

La oposición al modelo DEPI puede surgir de aquellos que actualmente se benefician del *status quo*. Sin embargo, si quieren ayudar a sus propios niños, a las familias y a ellos mismos, deberían ser sabios para ver los beneficios de tal procedimiento. El desarrollo y el surgimiento de dolencias y nuevas enfermedades, tales como el cáncer en la infancia y la diabetes, a pesar de las nuevas tecnologías y equipo médico, apuntan a la detección temprana y a la prevención. Llevemos a cabo este plan con coraje, amor, entusiasmo, dedicación, persistencia y compromiso.

¡Despierta mundo!

Cada día su salud, su energía, su vida y las vidas de sus niños son destruidas. El aire que usted respira, la comida que ingiere, y el agua que toma lo están enfermando y le están robando su vitalidad, creando dolor lentamente, sufrimiento y muerte prematura. Aquellos que hemos construido nuestras vidas alrededor del estudio de tales asuntos somos conscientes de lo que pasa al planeta y a nosotros mismos … y queremos ayudar. Y verdaderamente todo comienza con nosotros. Podemos cambiar; nadie más nos puede cambiar. Podemos presentar un reto a nosotros mismos y al mundo, porque sin un reto no puede haber un cambio. Si cambiamos la forma en que pensamos, podemos empezar a cambiar nuestras vidas. Si esperamos una crisis en nuestras vidas para motivarnos, nos privamos de un inicio tempranero en dirección a la prevención de la enfermedad. Colectivamente e individualmente, creamos nuestros propios retos.

Cuando debilitamos nuestros sistemas inmunes, nos volvemos más vulnerables a la invasión de microbios y virus que ya estaban ahí. Cuando damos nuestros cuerpos, mentes y espíritu a la "comida" apropiada, la nutrición toma lugar. Cada célula en nuestros cuerpos pulsa 70 veces por minutos, requiriendo los nutrientes correctos para continuar pulsando y eliminando los desechos. Si esto no ocurre apropiadamente, las células se debilitan y se vuelven enfermas. En lo que las células enfermas se construyen en el tiempo, ocurre un bloqueo y lentamente se forma una enfermedad que llama nuestra atención en la forma de un síntoma. Cuando los síntomas molestan lo suficiente, o son los suficientemente dolorosos, buscamos alivio.

Debemos despertarnos ahora, o sufrir las consecuencias de lo que estamos haciendo a nuestro aire, al agua, a la comida y a nosotros. Estas fuerzas están destruyendo el planeta a cambio de dinero de las corporaciones que controlan. Esas acciones han resultado, entre otras cosas, en epidemias de niños con enfermedades de "gente vieja" tales como el cáncer, la diabetes y la artritis. Adicionalmente, muchas nuevas "enfermedades" tales como el Déficit de Atención y Trastorno de Hiperactividad – D.A.T.H. [Attention Deficit and Hyperactivity Disorder (A.D.H.D.)] o el Síndrome de Piernas Inquietas son explotadas para vender nuevas drogas. En el caso del D.A.T.H., el Dr. Keith Connors, que lideró la lucha contra la legitimación del desorden, admite que el 10% del 15% de los diagnósticos son incorrectos llamándolo "desastre nacional de proporciones peligrosas."[5] Él va tan lejos hasta decir que los diagnósticos excesivos están en "mejunje para justificar el dar medicamentos a niveles sin precedentes e injustificables."

En un artículo del 2013 titulado *La Venta del Desorden del Déficit de Atención,* el New York Times publicó que el origen de los diagnósticos y recetas del D.A.T.H. para estimulantes a través de los años "coincidieron

---

[5] https://www.nytimes.com/2013/12/15/health/the-selling-of-attention-deficit-disorder.html

con una campaña de dos décadas notablemente exitosa de las compañías farmacéuticas para publicitar el síndrome y promover las píldoras a los doctores, educadores y padres. Con la moda del mercado de los niños, la industria usa ahora técnicas de mercadeo similares ya que se enfoca en el D.A.T.H. de adultos que podría tornarse aún más rentable."[6] Aun el farmaceuta ejecutivo que introdujo el Adderall en 1994, Roger Griggs, dijo que él se oponía fuertemente al mercadeo de los estimulantes al público general a causa de sus peligros, llamándolos "bombas nucleares" y su uso debe ser supervisado por los profesionales en el cuidado de la salud.[7] Con cerca de 7,000 fármacos de recetas disponible en el mercado de los Estados Unidos y como anfitrionas de nuevos dispositivos médicos, ¡las enfermedades siguen aún a la alza!

En lo que más gente se vuelve a alternativas de la corriente principal del sistema del cuidado de las enfermedades, las compañías farmacéuticas están inventando nuevas drogas para "prevenir" enfermedades en los niños. Usted no tendrá que ver muy lejos para verificar esto. Entonces, ¿por qué dar a un niño sano drogas tóxicas para evitar una enfermedad que no tiene? Este pensamiento demente es motivado por la ganancia al costo de la salud y las vidas de nuestros niños. La maquinaria de propaganda lava los cerebros de la insospechada no informada población. La promoción de las enfermedades es además el negocio de la industria alimentaria de los bebés. Pruebas de laboratorio recientes de ocho comidas de bebés de industrias líderes revelaron la presencia de 16 pesticidas, incluyendo tres carcinógenos[8]. Comidas de bebés procesadas y cocinadas también presentaban falta total de complementos nutrientes vitales, incluyendo enzimas que son halladas en alimentos enteros en su estado natural. Tales comidas deficientes de enzimas abundan en los estantes de todos los supermercados y muchos almacenes de comida para la salud.

---

[6] https://www.nytimes.com/2013/12/15/health/the-selling-of-attention-deficit-disorder.html

[7] https://www.nytimes.com/2013/12/15/health/the-selling-of-attention-deficit-disorder.html

[8] Levine, Marvin J. Pesticides: A Toxic Time Bomb in Our Midst. [Pesticidas: Una Bomba de Tiempo Tóxica en Nuestro Medio]. Greenwood Publishing Company, 2007.

Es nuestra opinión que muchas corporaciones están motivadas por intereses financieros para inventar enfermedades tales como el 'síndrome de las piernas inquietas,' para vender nuevas drogas. El debilitamiento de los estándares de fincas orgánicas y la contribución financiera de una gran cadena de comidas rápidas a una de las más prestigiosas escuelas de medicina en los Estados Unidos son dos ejemplos de esta corrupción corporativa. Hay muchas corporaciones, tales como Proctor & Gamble, Philip Morris, Coca Cola, Archer Daniels Midland, etc. que contribuyen a enfermedades tales como el cáncer infantil y la diabetes.[9]

Las fuerzas que se rehúsan a abrir sus oídos y mentes para obtener y mantener control y dinero son objetivos más seductores que proveer las herramientas para la buena salud de la población en general. El poderoso tiene el dinero para abrumar mejor nuestros sentidos con los medios sensacionalistas. ¡Cuente el número de fármacos comerciales que usted ve en la TV en un día! Claramente, el objetivo de estos anuncios irresponsables y auto-servidos es mantener a la gente regresando por más, no para mejorar su salud. Hay comerciales para reducir las enfermedades cardiacas, o para aliviar los dolores gástricos, pero no dicen nada acerca de comer o llevar una vida menos estresante.

Las fuerzas son también duras en el trabajo, esforzándose en debilitar los estándares globales para la certificación orgánica de nuestros alimentos y otros productos. Si los mercados globales de alimentos continúan con sus tendencias actuales, los alimentos de alta calidad producidos orgánicamente, pronto serán muy difíciles de hallar, y los alimentos procesados genéticamente modificados que contienen más de 10,000 aditivos, continuarán incrementándose en los estantes. Los conglomerados transnacionales son frecuentemente exitosos en el lobby de gobiernos nacionales y sus administradores de alimentos y fármacos. Monsanto, por ejemplo, está patentando, y por tanto, tomando control global de semillas.[10]

---

[9] Avoidable Causes of Childhood Cancer [Causas Evitables del Cáncer Infantil], por Samuel S. Epstein, M.D.

[10] https://www.organicconsumers.org/news/
seeds-evil-monsanto-and-genetic-engineering

Es hora de que nos eduquemos y desarrollemos movimientos de base que crezcan lo suficientemente fuerte para tener una voz que nos levante; para volvernos gente vibrante, saludable, conducidos por la verdad, la dignidad y el entusiasmo. Haga que sus amigos esparzan la voz, y asegúrese de incluir a sus niños. Cuando todos seamos líderes en nuestras esferas personales, nos salvaremos y salvaremos el planeta. ¡Pequeños pasos combinados para crear grandes saltos!

Las industrias del cuidado de la salud alrededor del mundo dependen de las enfermedades para sobrevivir financieramente. ¿Cómo pueden ser pagadas si no lo ven a usted? Cuando usted está bien usted no necesita sus servicios. Si usted está saludable, usted nunca será un paciente a menos que tenga un accidente.

Catalizando el Cambio Global

La evolución de la conciencia global está creciendo, como lo ha mostrado la formación de grupos fuertemente comprometidos para crear un cambio positivo. Aquellos sosteniendo la verdad, el amor y la sanidad, están encarando la locura, la corrupción, encarando a los asesinos codiciosos a los que les falta integridad personal. Estas entidades llenas de codicia intentan destruir a la gente y al planeta para sus ganancias egoístas de corto plazo. Sus ilusiones de control y poder no pueden tener éxito, ya que ellos son auto destructores, miopes y en el lado del miedo más que del amor. Ellos son el sistema contra el que nosotros continuamos rebelándonos. Nosotros usamos el amor para movilizarnos a la acción; para salir de nuestro estado pasivo, indefenso y de desesperanza. Finalmente estamos despertando y tomando acción.

Entonces ¿qué puede hacer usted para empezar? Empiece cuidándose a sí mismo y a su familia, haciendo elecciones responsables y evaluando las consecuencias de esas elecciones. Podemos ayudarnos a nosotros mismos, y uno al otro, volviéndonos partes de esta evolución que está llevando al crecimiento espiritual, al amor, a la paz y a la hermandad. Todos somos parte de la naturaleza y no estamos separados del mundo natural. Somos parte uno del otro, y no debemos separarnos por diferentes creencias. Cuando practicamos ser pacíficos y cariñosos cada día, recordándonos y comunicándonos en el lenguaje de la sonrisa, estamos siendo parte para ir en la dirección que es crucial para nuestra la continuación como especies.

Espero que esto lo haga pensar acerca del cambio, que solo puede venir cuando usted empiece a hacerlo en su vida. Usted tiene el poder, entonces, úselo de la mejor manera que pueda. Acepte sus retos personales con entusiasmo y amor. Tenga el coraje de cambiar el cómo piensa, cree, siente y actúa. Empiece hoy, porque usted y sus niños son las semillas del futuro.

PARTE 2:

La Medicina Moderna Y Las Opciones

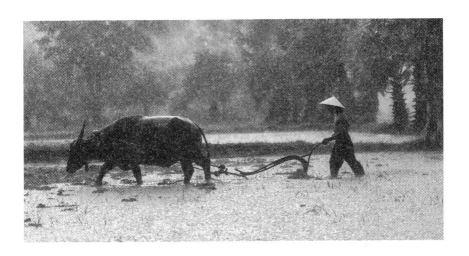

"Haz las cosas difíciles mientras sean fáciles y haz las grandes cosas mientras sean pequeñas. Un viaje de mil millas debe iniciar con un simple paso." Lao Tzu.

UNA SELECCIÓN DE MODALIDADES

Hemos escogido la siguiente lista de modalidades para hacer una pequeña representación de la suma total de modalidades del cuidado de la salud disponibles para el paciente moderno. Hemos escogido estas modalidades no por razones científicas. Más bien, escogemos las modalidades que entendemos tienen los mayores seguimientos en sus respectivas comunidades del cuidado de la salud.

La medicina alopática es el "hito" obvio donde se ponen nuestras expectativas globales modernas para el cuidado de la salud. Hemos escogido específicamente tres modalidades orientales: Reiki, Ayurveda y la Medicina Tradicional China para darnos, y dar a nuestros lectores, un entendimiento de cómo la visión tradicional oriental del cuidado de la salud puede diferir de las modalidades tradicionales occidentales como la Quiropráctica o la Osteopatía. No aseguramos ofrecer una imagen "total-ística" que todo ese cuidado de la salud moderno tiene que ofrecer, pero creemos que es una buena muestra de qué tipo de modalidades están disponibles, construir alrededor de una narrativa de dónde se originaron, cómo se desarrollaron, cómo lo hicieron, y dónde se ubican en la corriente principal de la comunidad del cuidado de la salud y sus contrapartes alternativas.

Medicina Convencional Alopática

De acuerdo al libro <u>The Future of Medicine: Megatrends in Healthcare That Will Improve Your Quality of Life</u> [El Futuro de la Medicina: Mega Tendencias en el Cuidado de la Salud que Mejorarán su Calidad de Vida] de Stephen C. Schimpff, el futuro del cuidado de la salud está en la tecnología y en más máquinas para diagnósticos y tratamientos. Estas máquinas del cuidado de la salud mejorarán los exámenes y los análisis de sangre que tienden a ser vistos como resultados confiables. Generalmente hablando, sin embargo, la tendencia de la tecnología muestra que está carcomiendo a nuestra humanidad, separándonos de cualquier resultado que recibimos. La tecnología ayuda y daña según se ha evidenciado por ejemplo en los teléfonos inteligentes [smartphones] que nos ayudan a comunicarnos más fácilmente mientras que irradian y monitorean a los usuarios continuamente.

El cuidado de la salud alopática es 'compartamentalizado'. Tiende a ignorar las interrelaciones entre las partes de nuestro cuerpo, mente, pensamientos y emociones. Los doctores alopáticos generalmente recetan medicamentos para alivio de síntomas y hacen referencias para pruebas, procedimientos y cirugías. El alivio de los síntomas es preferido por la medicina alopática porque es rápido y rentable. Las MRIs [Imágenes por Resonancia Magnética] se han tornado en un buen negocio. El cáncer se ha vuelto una gran industria. Los enfermos, los temerosos, los que sufren, los ansiosos, y los pacientes inconscientes hacen lo que los doctores les dicen. Incluso los doctores alopáticos creen en lo que practican en sus profesiones y muchos no saben la verdad acerca de las modalidades alternativa que tiene para ofrecer.

"Simplemente ya no es posible creer mucho en la investigación clínica que es publicada, o confiar en el juicio de médicos de confianza o los lineamientos de las autoridades. No me place esta conclusión, a la que llegué lentamente, y a regañadientes, en más de mis dos décadas como editora del New England Journal of Medicine." Marcia Angell, MD.

Gracias a meticulosos reportes de médicos investigadores como Jon Rappoport, sabemos que los doctores, facultades de medicina, boletines médicos, reporteros médicos de corrientes principales, compañías de fármacos y la FDA [Administración de Alimentos y Medicamentos] todos confían en ensayos clínicos publicados sobre fármacos para determinar si son seguros y efectivos para recetar y publicar. Sin estos estudios, todo el campo de la investigación de la investigación médica se desarmaría en un total caos. Se espera de los doctores que ellos hayan leído los reportes publicados en los boletines médicos que describen los ensayos clínicos. O si los doctores no han leído en realidad los reportes, se les ha hablado de los mismos. Sin embargo, de acuerdo al New York Review of Books [Revisión de Libros de Nueva York] (12 de mayo del 2011) de Helen Epstein, *Flu Warning: Beware the Drug Companies [Advertencia Sobre la Influenza: Tenga Cuidado de las Compañías de Fármacos]*.

"Hace seis años, John Ioannidis, un profesor de epidemiología de la Escuela de Medicina de la Universidad de Ioannina School, en Grecia, halló que cerca de la mitad de los artículos publicados en los boletines científicos contenían hallazgos que eran falsos, en el sentido de que investigadores independientes no pudieron replicarlos. El problema es particularmente, y ampliamente extendido, en la investigación médica donde los artículos revisados por colegas en los boletines médicos pueden ser cruciales en influenciar decisiones de gastos de miles de millones (y a veces miles de billones). Sería sorprendente si conflictos de interés no comprometieran, a veces, la neutralidad del editorial, y en el caso de la investigación médica, las fuentes de sesgo son obvias. La mayoría de boletines médicos reciben la mitad, o más, de sus ingresos de compañías farmacéuticas con propaganda y órdenes de re-impresión, y docenas de otros [boletines] son poseídos por compañías tales como Wolters Kluwer, un publicista médico que además provee servicios de mercadeo a la industria farmacéutica.

"...La FDA además descansa más y más sobre cuotas y otros pagos de compañías farmacéuticas cuyos productos, se supone, la agencia regula. Esto podría contribuir al creciente número de escándalos en los que los peligros de fármacos ampliamente prescritos se descubran demasiado tarde. El año pasado, el fármaco Avandia de GlaxoSmithKline fue relacionado a miles de ataques al corazón, y más temprano en la década, el anti-depresivo Paxil de la Company fue descubierto que exacerbaba el riesgo de suicidio en gente joven[11]. El analgésico Vioxx de Merck fue también enlazado a miles de muertes por enfermedades del corazón. En cada caso, la literatura científica dio una pequeña pista de estos peligros. Las compañías han aceptado pagar acuerdos en demandas de juicios con montos muy lejos de las ganancias que los fármacos obtienen en el mercado. Estos precedentes podrían estar creando incentivos por la vigilancia reducida en relación a los efectos colaterales de fármacos de receta en general."

Además, el NY Review of Books en un artículo titulado "Drug Companies and Doctors: A Story of Corruption" [Compañías Farmacéuticas y Doctores: Una Historia de Corrupción] de Marcia Angell, antigua editora en jefe del New England Journal of Medicine [Boletín de Medicina de Nueva Inglaterra], que es talvez el más prestigioso boletín médico en el mundo, nos da este corto extracto explicando su punto de vista sobre los ensayos patrocinados:

"Considere los ensayos clínicos por los que los fármacos son probados en humanos. Antes de que una droga pueda entrar en el mercado, su fabricante debe patrocinar los ensayos clínicos para mostrar a la Food and Drug Administration que el fármaco es seguro y efectivo, usualmente en comparación con un placebo o píldora ficticia. Los resultados de todos los ensayos (debe haber muchos) son presentados a la FDA, y si uno o dos ensayos son positivos, o sea, muestran efectividad sin riesgo serio, la droga es usualmente aprobada, aun si todos los demás ensayos son negativos.

"...En vista de este control y conflictos de interés que permea la empresa, no es de sorprender que los ensayos publicados y patrocinados por la industria [de la droga] en boletines médicos consistentemente, favorezcan, en gran medida, a los patrocinadores de los fármacos porque los resultados negativos no son publicados, los resultados positivos son repetidos en formas levemente diferentes, y un giro positivo es puesto aun en resultados negativos. Una revisión de setenta y cuatro ensayos clínicos de anti-depresivos, por ejemplo, halló que treinta y siete de treinta y ocho estudios positivos fueron publicados. Pero de los treinta y seis estudios negativos,

---

[11] https://www.nytimes.com/2010/02/20/health/policy/20avandia.html

treinta y tres no fueron publicados, o fueron publicados en un modo que llevaron a un resultado positivo."

Un estudio famoso de la Dr. Barbara Starfield: *Is US health really the best in the world? [¿Es en realidad la salud de los Estados Unidos la mejor del mundo?]*, de la Journal of the American Medical Association [Asociación Médica Americana], de julio 26 del 2000 concluye que 225,000 personas son matadas por el sistema médico en los Estados Unidos cada año y 106,000 por las medicinas aprobados por la FDA. Estos números aplican para más de un millón de muertes por década. Pero en lo que los doctores en occidente se vuelven más conscientes de las prácticas culturales, especialmente de las culturas orientales antiguas y de la gente indígena alrededor del mundo, empiezan a darse cuenta que hay una riqueza de información acerca de las enfermedades, sus varias causas y tratamiento que va más allá de lo que la medicina alopática ofrece a sus pacientes.

Los doctores alopáticos necesitan ser parte de un proceso del cuidado de la salud integrativo. Como estudiantes, ellos no sabían a lo que los estaban llevando, y que sus cerebros estaban siendo lavados en su profesión médica y su educación, por las compañías de fármacos. Muchos de ellos están ahora cambiando y yendo en la dirección de dietas basada en plantas. Algunos practicantes alopáticos, como el Dr. Neil Bernhard, han visto los problemas con prácticas alopáticas generalmente aceptadas. Pero los practicantes son atrapados por el deseo de construir dinero y un ego que requiere ayuda. Necesitan ayuda para romper sus lazos con las compañías farmacéuticas y el pensamiento limitado promovido por las compañías de seguros. Una vez que ellos reconozcan que el cuerpo se cura solo, romperán el existente sistema alopático y entrarán en el proceso de cuidado de la salud integrativo. Los practicantes que escogen el sistema alopático usualmente no son conscientes que su educación es extensamente controlada por las compañías de fármacos y sus propios hallazgos. Sus cerebros han sido lavados en su rol de ser doctores. Ellos pueden ser buenas personas con buenas intenciones, pero adolecen de falta de consciencia de los aspectos negativos en relación a la diagnosis alopática y al tratamiento de la enfermedad. El cuerpo se cura solo con la nutrición apropiada, ejercicio, sueño, pensamiento y el medio ambiente, así como con la eliminación de toxinas en nuestras esferas física, mental, emocional y espiritual.

Modalidades Históricas / Resurgentes

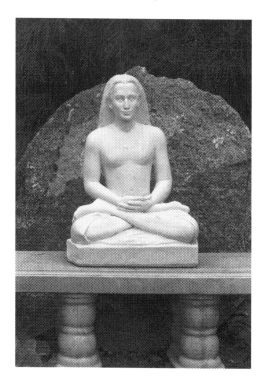

"Cambie usted y habrá hecho su parte en el mundo cambiante." Paramhansa Yogananda.

La curación desde las antiguas tradiciones orientales de China, India y Japón, la Medicina China Tradicional, la Ayurveda y el Reiki, todos tienen largas historias que llevan a sus teorías de curación actuales. Aún el Reiki, la más nueva de las tres, se origina de tradiciones filosóficas creadas por maestros ancestrales. Cada una de estas modalidades funciona para entender la clave del problema de los pacientes viendo los pasos que toma el paciente hasta la enfermedad. Si debemos tomar algo de algunas de las culturas vivientes más viejas de nuestra tierra, es la idea de si queremos aprender de nuestro futuro, es mejor mirar nuestro pasado.

Medicina China Tradicional

"Un Profundo Pasaje a la Salud"

Historia

La Medicina China Tradicional (MCT abreviado) es una modalidad de curación construida sobre la base de más de 2500 años de práctica médica china. Esta historia incluye varias formas de medicina herbal, acupuntura, masaje, ejercicio (qigong), y terapia nutricional. Las doctrinas de la MCT están enraizadas en la literatura canónica china, así como en teorías cosmológicas, tales como el *yin-yang* (teoría de cómo fuerzas opuestas similares pueden ser en realidad complementarias) y los cinco elementos (agua, tierra, aire, fuego y metal).

La MCT es ampliamente usada a través de la Gran China como el sistema estándar de medicina, y se torna reconocida en el mundo como una forma alternativa de medicina. Ha sido recientemente influenciada por la medicina moderna occidental. En los años 1950, el gobierno chino promovió una forma sistematizada de MCT integrando los preceptos con nociones modernas de anatomía y patología.

Teoría

Un principio básico de la MCT es que la energía vital del cuerpo, conocida como 'Chi', circula a través de canales en el cuerpo llamados meridianos. Estos meridianos están conectados a los órganos corporales, y a sus funciones, dando indicación de si hay algo malo con los órganos y sus funciones. Enfatiza los procesos dinámicos del cuerpo sobre la estructura material del mismo.

El 'Chi' está definido por cinco funciones cardinales:

1. Actuación de los procesos físicos del cuerpo
2. Calentamiento del cuerpo, especialmente las extremidades
3. Defensa contra factores externos

4. Contención de los fluidos del cuerpo de la emisión excesiva
5. Transformación de la toma (alimentos, bebidas, respiración, influencia parental / genética) en Chi, sangre y líquidos

En la MCT, los conceptos del yin y el yang son aplicados al cuerpo humano. La parte superior del cuerpo (incluyendo la espalda) es asignada al yang, y la parte inferior del cuerpo es asignada al yin. Este concepto se extiende a varias funciones corporales.

El yin y el yang del cuerpo son vistos como fenómenos cuya falta y sobre-abundancia vienen con combinaciones de síntomas característicos:

- La vacuidad yin resulta en sensaciones de calor, sudoración de noche, insomnio, faringe seca, boca seca, orina oscura, y un pulso rápido.
- La vacuidad yang resulta en una aversión al frío, extremidades frías, complexión brillante y blanca, anulaciones largas de orina clara, diarrea, lengua pálida y alargada, y pulso débil y lento.

La teoría de las *Cinco Fases* de la MCT presume que todos los fenómenos de la naturaleza pueden ser rotos en cinco calidades elementales. Se identifican reglas estrictas para aplicar la relación entre los cinco elementos, incluyendo la secuencia de los elementos, cómo actúan uno con el otro, etc. Hay cinco órganos elementales yin y cinco órganos elementales yang definidos en la MCT.

Práctica

La diagnosis ayuda a rastrear síntomas a patrones de una subyacente des-armonía en el cuerpo. Los practicantes miden el pulso del paciente, inspeccionan la lengua, la piel y los ojos, y hacen preguntas acerca de los hábitos de comer y dormir del paciente. La visión de la MCT del cuerpo humano es solo marginalmente preocupada por las estructuras anatómicas. Se enfoca básicamente en las funciones del cuerpo, tales como la digestión, la respiración, el mantenimiento de la temperatura, etc. Estas funciones están asociadas a la entidad funcional primaria que dicta esa función.

En la MCT, la enfermedad es percibida como una des-armonía en la interacción entre el cuerpo humano y el medio ambiente. Entender y discernir los patrones de la armonía son conocidos como el más difícil aspecto de la práctica de la MCT. Para determinar qué patrón está en efecto, los practicantes examinarán al paciente por marcadores de desbalance tales como el color de la lengua, o la fortaleza de los puntos del pulso. De acuerdo a la MCT, la enfermedad tiene dos aspectos: la diagnosis y el síndrome. Aunque el diagnóstico puede ser el mismo en dos pacientes, el síndrome puede diferir (y vice-versa). La terapia es escogida en base al síndrome de los pacientes (también conocida como el "patrón"). Esto significa que los pacientes con diferentes enfermedades pueden recibir el mismo tratamiento porque su patrón de enfermedad es el mismo.

Los ocho principios para definir los síndromes en la MCT son:

1. Yin
2. Yang
3. Exterior del cuerpo
4. Interior del cuerpo
5. Aversión al frío
6. Aversión al calor
7. Deficiencia
8. Exceso

La evaluación de estos signos y síntomas es conducida a través del análisis de los meridianos del cuerpo, 'qi', sangre, fluidos y genética.

La MCT no diferencia en forma fuerte entre causa y efecto, aunque hay tres categorías fundamentales de las causas de la enfermedad: externas (excesos), internas (emociones), y no-externas-no-internas (dieta, fatiga, intemperancia sexual, trauma y parásitos).

Los cinco métodos de diagnosticar la enfermedad en la MCT son:

1. Inspección de los marcadores físicos sobre / en la cara
2. Escuchar sonidos particulares del cuerpo
3. Percibir olores del cuerpo

4. Hacer preguntas acerca de los procesos del cuerpo
5. Probar la palpitación

Terapias tradicionales

La terapia en la MCT está basada en cuál patrón de des-armonía está identificada, y basada en las preferencias del practicante en lo relacionado a escoger el diagnóstico y los tratamientos. La acupuntura es la forma más común de terapia de la MCT. Es la inserción de agujas en la piel, tejido subcutáneo y los músculos, típicamente en acu-puntos. La acupuntura es generalmente realizada en conjunto con la 'moxi-bustión' que involucra quemar artemisa sobre o cerca de la piel en un acu-punto. Es más frecuentemente usada para el alivio del dolor, pero puede ser usada para una gran variedad de condiciones. En la electro-acupuntura, se aplica corriente eléctrica a las agujas después de la inserción para mayor estimulación de los acu-puntos. La MCT es generalmente usada en combinación con otras formas de tratamiento. El cuerpo humano también contiene 365 acu-puntos abarcando a través del todo y en correspondencia con el número de días del año. El número de meridianos principales es de 12, correspondiente con el número de ríos que fluyen a través del antiguo imperio chino.

La "Medicina Herbal" (también conocida como medicinal) en la MCT se refiere a las sustancias botánicas y no-botánicas (productos animales, humanos y minerales) usada en curaciones. Hay aproximadamente 13,000 medicinales y cerca de 100,000 recetas registradas. Los elementos de las plantas y los extractos son los elementos más comúnmente usados, con los no-botánicos haciendo un muy pequeño porcentaje de medicinales prescritos. Otras terapias de la MCT incluyen masaje, ejercicios de respiración regulados 'Qigong', ventosas, raspado de la piel, terapia nutricional y ajuste de huesos (para el tratamiento de traumas y lesiones).

En el Cuidado de la Salud Moderna

Estudios modernos de la MCT han hallado que los resultados de los tratamientos son inconsistentes, sugiriendo resultados falsos positivos. La investigación científica no ha hallado evidencia de los meridianos Chi en las células humanas en la microbiología, pero los proponentes de la MCT afirman que la investigación científica moderna, hasta ahora, ha obviado las interacciones sospechosas entre varios ingredientes y los sistemas biológicos complejos del cuerpo humano. Hay, sin embargo, desacuerdo entre los practicantes de la MCT sobre qué diagnóstico y tratamiento debe ser usado para ciertos pacientes. La investigación moderna continúa estableciendo que la efectividad de la medicina herbal de la MCT es pobremente investigada y documentada.

Hay preocupaciones sobre un número de plantas y especies animales potencialmente tóxicos, raros, o especies de plantas y animales en peligro de extinción usadas por los practicantes de la MCT, incluyendo preocupación sobre comercio y transporte ilegal. La investigación farmacéutica ha explorado el potencial para la creación de nuevos fármacos de remedios de la MCT, mostrando varios resultados exitosos. Nature Magazine [Revista Natural] ha descrito a la MCT como una pseudo-ciencia en la que la mayoría de sus tratamientos no tienen mecanismo lógico de acción (la interacción entre los receptores del cuerpo y los químicos implementados no ha sido probada). La MCT ha sido sujeto de controversia en tiempos recientes en China con los argumentos de que es una pseudo-ciencia que debe ser abolida en el sistema de cuidado de salud pública y en la academia. En 2006, el erudito chino Zhang Gongyao accionó un debate nacional con este artículo titulado Farewell to Traditional Chinese Medicine [Adiós a la Medicina China Tradicional], argumentando este punto. Sin embargo, el gobierno chino tomó la posición de que la MCT es una y continuó estimulando su desarrollo en favor de continuar con los ingresos de exportación de productos de la MCT. A pesar de la lista de controversias arriba enlistadas, la mayoría de gobiernos alrededor del mundo han decretado leyes para regular la práctica de la MCT. En los Estados Unidos, solo seis estados no tienen regulación existente para la práctica de la MCT, lo que significa que las clínicas y practicantes están bien regulados en un gran parte del mundo occidental.

Ayurveda

"Conocimiento de la Vida de los Dioses"

Historia

Ayurveda es un sistema antiguo de medicina originada en el subcontinente indio. Puede ser rastreado desde hace 2500 años y se cree que se ha originado desde los dioses. Uno de los primeros y más poderosos sistemas de salud cuerpo-mente, se llama a sí mismo la 'ciencia de la vida' (Ayur = vida, y Veda = ciencia / conocimiento).

Teoría

La práctica del Ayurveda es propuesta para hacer más que simplemente tratar la enfermedad. Ofrece un conocimiento antiguo y sofisticado de la salud y la vitalidad.

Dos principios básicos de la Ayurveda son:

1. La mente y el cuerpo son indivisibles
2. La mente es la más poderosa herramienta para transformar y sanar el cuerpo

Se cree que en la Ayurveda ganamos libertad expandiendo nuestra consciencia en nuestra mente; y a través de la meditación, traemos esa consciencia al balance con nuestro cuerpo. La advertencia sobre el descanso es también conocida como meditación que es la práctica de aminorar los latidos del corazón aminorando la respiración. Esta práctica reduce el estrés de las hormonas cortisol y adrenalina, y aumenta el bienestar de los neurotransmisores serotonina, dopamina, oxitocina y endorfinas.

Práctica

Ayurveda es un procedimiento personalizado de la salud. Entender los tipos únicos de mente-cuerpo informa sobre las elecciones del practicante acerca de la dieta, el ejercicio, los suplementos, y el cuidado personal. Las comidas frescas deben ser apropiadamente preparadas, y son comidas con consciencia de acuerdo a la Ayurveda. La forma más simple de asegurarse de que usted está comiendo una dieta balanceada es incluir los seis sabores Ayurvédicos (dulce, salado, agrio, amargo, acre y astringente) en cada comida. Llenar su lugar con color es otro método para la dieta saludable. El cuerpo rejuvenece a sí mismo durante un sueño natural y descansado; la falta de un sueño descansado interrumpe el balance mente-cuerpo. Si uno se levanta cansado y sin energía, el dormir no fue descansado.

Ayurveda es acerca de vivir en armonía con la naturaleza, incluyendo deseos de salud que se emparejan con las necesidades. Los practicantes aspiran a fluir en armonía con sus ritmos corporales tales como el dormir, el comer y experimentar sensaciones. Estar fuera de ritmo significa que los deseos se tornan no-nutritivos resultando en conductas indulgentes y compulsivas. Los trastornos crean enfermedades que a su vez crean estrés y negligencia, que crea más trastorno. El ejercicio es estar a tono con los mensajes del cuerpo que son expresados a través de señales de confort e incomodidad. La mente vive en el pasado y en el futuro, mientras que el cuerpo vive en el ahora y acierta en sus necesidades con convicción. La consciencia es adquirida preguntando al cuerpo cómo se siente acerca de una decisión y escuchar los mensajes de afán y angustia.

La energía digestiva, conocida como Agni (fuego), debe ser fuerte, resultando en tejidos saludables, y en la fuerza para eliminar los productos de desecho eficientemente. La energía digestiva fuerte crea el 'Ojas' que es una esencia sutil que se cree es la fuente de nuestra vitalidad. Los residuos tóxicos, conocidos como Ama, ocurren cuando el fuego digestivo es débil, obstruyendo el flujo de energía y la inmunidad. No hay necesidad de lucha en este procedimiento que está enfocado en simplemente alinearse con la naturaleza. Las acciones motivantes a través del amor es la forma más fácil de alinearse con la naturaleza, y perseguir el estatus es un desperdicio de energía.

Terapias Tradicionales

Las terapias para el desbalance mente-cuerpo incluyen compuestos herbales, minerales, sustancias metales, y algunas técnicas quirúrgicas. La Ayurveda describe tres sustancias elementales llamadas *Doshas* (humores), que son *Vata* (viento), *Pitta* (bilis) y *Kapha* (flema). La paridad de las 'doshas' resulta en salud y desigualdad en la enfermedad. El diagnóstico es logrado a través de un procedimiento de ocho puntas que prueba el pulso, la orina, las heces, la lengua, el habla, el tocar, la visión y la apariencia. Estos factores son analizados por un *gurú* (profesor o guía) usando sus cinco sentidos.

En el Cuidado Moderno de la Salud

La ciencia moderna está apenas empezando a proveer evidencia para la conexión mente-cuerpo que ha sido apoyada por milenios a través de los practicantes del Ayurvedic. La Organización Mundial de la Salud recientemente ha establecido una estrategia de cuidado de la salud tradicional (en 2002 y otra vez en el 2014) que incorpora la Ayurveda.[12] Esta estrategia sugiere que sus prácticas deben ser integradas en la entrega del servicio de salud general porque incorpora una teoría de dieta personalizada.

Las industrias del cuidado de la salud hoy experimentan con algunas técnicas Ayurvedic en el laboratorio, aunque no se ha hallado evidencia a la fecha de su efectividad para el tratamiento de cualquier enfermedad en particular. Aun es considerada una pseudo-ciencia y recientes estudios han hallado medicinas ayurvédicas patentadas conteniendo niveles tóxicos de plomo, mercurio y arsénico.

La Ayurveda no ofrece ecocardiogramas ni otros exámenes modernos, y por lo tanto es insuficiente para diagnosticar varias formas de enfermedades del corazón. Es mal aconsejado tratar pacientes del corazón sin el uso de eco-imagen para ver el problema global.

Reiki

"Sintonía de Energía Fuerza de Vida"

El Reiki y la reflexología son dos modalidades terapéuticas frecuentemente utilizadas por los mismos practicantes de técnicas de curación de toque para la reducción del estrés y la relajación. Para los propósitos de ser sucintos, solo nos

---

[12] http://apps.who.int/gb/archive/pdf_files/WHA56/ea5618.pdf

expandiremos en el Reiki que precede la práctica de la reflexología (curación de toque alineada con puntos de presión en el pie y las manos).

Historia

El arte secreto de invitar a la felicidad
La medicina milagrosa de todas las enfermedades
Solo por hoy … no se enoje
No se preocupe y sea llenado de gratitud
Sea devoto a su trabajo. Sea amable con la gente
Cada mañana y noche junte sus manos en oración
Rece estas palabras a su corazón y cante estas palabras con su boca
—Tratamiento Usui Reiki para la mejora de su cuerpo y mente por el fundador, Usui Mikao.

El término 'Reiki' viene de las palabras japonesas *Rei* (que significan la Sabiduría de Dios o el Poder Superior) y *Ki* (que significa la energía de la fuerza de la vida). Juntas igualan la definición: "la energía de la fuerza de la vida espiritualmente guiada."

Desarrollado en 1922 por el Budista Japonés Dr. Mikao Usui, los ideales de Reiki están basados en los cinco principios del emperador Meiji de Japón que son:

1. No se enoje
2. No se preocupe
3. Sea agradecido
4. Trabaje con ahínco
5. Sea amble con los demás

El Dr. Usui recomendó la promoción de la paz y la armonía y pensó que los preceptos arriba dichos son clave para una vida saludable. Él enseñó su sistema Reiki a más de 2000 personas en su vida y murió después de sufrir un derrame el 9 de marzo de 1926, cuatro años después de haber empezado sus enseñanzas. Durante el último siglo, el Reiki ha sido adaptado a varias tradiciones culturales alrededor del mundo.

Teoría

Los practicantes del Reiki creen que algo llamado la "energía de la fuerza de la vida" da la vida a los seres sobre la tierra. La energía de fuerzas bajas significa más estrés y enfermedad. Las altas fuerzas de la vida significan salud y felicidad. Los practicantes Reiki aseguran que esta modalidad es efectiva para la curación de las enfermedades conocidas y la aflicción, y que los efectos de una sesión Reiki son siempre benéficos.

El Reiki no es tradicionalmente enseñado en la escuela. Más bien, la habilidad es transferida al estudiante a través de una sintonización dada por un maestro Reiki. Estar sintonizado ofrece al estudiante la habilidad de intervenir en una energía de fuerza de la vida ilimitada, mejorando su salud y calidad de vida. La sintonía Reiki involucra al maestro Reiki canalizando energías en el estudiante. Se cree que el proceso es guiado por el Rei, o "Consciencia de Dios," que se asegura hace los ajustes energéticos apropiados dependiendo de las necesidades de cada estudiante.

La sintonía distante Reiki involucra dar al practicante la habilidad de usar Reiki sobre una vasta distancia. Se asegura que este tipo de Reiki no provee el beneficio o iniciación completos ya que frecuencias importantes son dejadas en sintonías distantes.

El desarrollo de las capacidades intelectual y espiritual no son esenciales de usar por el Reiki. Es comúnmente considerado como una práctica espiritual, aunque no es considerada una religión porque no hay nada en lo que deba ser creído para entender el Reiki. Más bien, la teoría es que el Reiki pone a la gente en toque con la experiencia de su religión más allá de la concepción intelectual de la misma. En Reiki, curar el espíritu decidiendo conscientemente mejorar uno mismo es una parte necesaria de la experiencia de la curación. Y para que la curación tenga un efecto duradero, el paciente, o la paciente, debe aceptar la responsabilidad de su curación tomando parte de ella.

Práctica

La práctica del Reiki es simple, natural y segura para la curación espiritual y de auto-mejora. Cualquiera puede ser sujeto de esta práctica. Los pacientes tratados por el Reiki aseguran sentir un maravilloso flujo radiante a través de ellos y alrededor de ellos durante el tratamiento. El tratamiento pretende transformar todo el ser, afectando el cuerpo, las emociones, la mente y el espíritu. Los efectos objetivamente benéficos del Reiki incluyen relajación, sentimientos de paz, seguridad y bienestar. Algunos aseguran que han recibido resultados milagrosos de las sesiones del Reiki, aunque es difícil llevar dichas percepciones a términos modernos y científicos.

La experiencia del Reiki es subjetiva, cambiable y algunas veces sutil. Los pacientes frecuentemente experimentan calor que emana de las manos de los practicantes y ondas sutiles, o pulsaciones a través del cuerpo. Un comentario típico de pacientes es cuán confortable hallan la experiencia de ser y algunos pacientes, a veces, caen en un estado de profundo estado meditativo o sueño. Se dice que el Reiki es acumulativo en efecto con pacientes que adquieren progresivamente experiencias más profundas. Muchos aseguran notar cambios continuos desplegados aun después de sus sesiones Reiki.

Terapias Tradicionales

La técnica de curación de la palma Reiki transfiere "energía universal" a través de las palmas del practicante al paciente para estimular la curación emocional o física. Se dice que los momentos de toque de practicante Reiki entrenado traen confort en una situación aguda o de emergencia. No hay un entorno típico para el Reiki, aunque se prefiere un lugar tranquilo. La sesión es realizada con receptor totalmente en ropa que se acuesta sobre una mesa de tratamiento o sentado, apoyado cómodamente en una silla. Se usa el toque leve, no invasivo, con las manos del practicante colocadas y sostenidas sobre una serie de puntos sobre la cabeza y torso (en el frente y atrás). La colocación de las manos no debe ser nunca intrusiva o inapropiada, ni debe haber ninguna presión en el toque. El practicante puede además sostener sus manos directamente sobre el cuerpo si fuese necesario o preferido. Se puede hacer colocaciones adicionales sobre las extremidades según sea requerido por las dolencias del paciente.

En la Medicina Moderna

Se dice por parte de los practicantes que el Reiki trabaja en conjunto con todas las demás técnicas médicas y terapéuticas para aliviar efectos colaterales y promover la recuperación. Algunos médicos aceptan que ayuda a promover el bienestar. Sin embargo, investigaciones clínicas no han demostrado abrumadoramente que el Reiki sea efectivo como un tratamiento del cuidado de la salud para ningún tipo particular de condición.

El cuidado de la salud moderna considera que es una pseudo-ciencia porque no hay evidencia empírica de que la fuerza de vida descrita en el Reiki exista. La investigación del Reiki ha sido pobremente designada y propensa al prejuicio. Los resultados varían en confiabilidad o validez, y el mismo curador puede producir diferentes resultados en diferentes estudios.

En cambio, un estudio de revisión de <u>Lee, Pittler y Ernst del 2008,</u> demostró que ningún estudio en la revisión reportó ningún efecto adverso. Según la Asociación Médica Americana, no es aconsejable substituir tratamientos probados para las condiciones de amenaza a la vida con modalidades alternativas no probadas como el Reiki ya que no hay regulación de los practicantes del Reiki y ninguna autoridad central controla el uso de las palabras *Reiki* o *Maestro Reiki*.

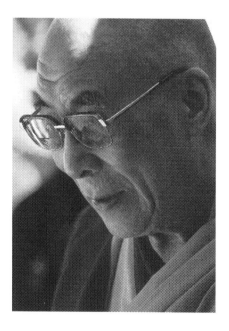

"Una mente disciplinada lleva a la felicidad, y una mente no disciplinada lleva al sufrimiento." Dalai Lama

Modalidades Alternativas Occidentales Tradicionales

Los cuatro sistemas que alternan con la práctica medicinal contemporánea son naturopatía, homeopatía, osteopatía y quiropráctica. Una revisión de los antecedentes históricos y el estatus actual de estos sistemas lleva a la conclusión de que ellos difieren en una variedad de áreas, incluyendo modalidades de tratamiento, antecedentes históricos, desarrollo ocupacional y sus procedimientos para el cuidado de la salud.

La homeopatía, la osteopatía y la quiropráctica emergen como procedimientos distintos para curación al final del S XIX. Sin embargo, un paradigma común de tratamiento yace bajo estos cuatro procedimientos alternativos para la curación: ellos generalmente evitan el uso de fármacos sintéticos y tratamientos invasivos, aceptan la teoría indígena de la enfermedad y creen en el poder de curación de la naturaleza. Ellos creen que la curación y la salud deben ser auto-generadas, lo que significa que la responsabilidad por la salud yace en el paciente (la paciente) o sus acciones, no completamente en las manos, habilidades o poder del curador.

Quiropráctica

"Enraizada en Conceptos Místicos"

Historia

D.D. Palmer fundó la primera quiropráctica en la década de 1890. Él aseguró haber recibido el conocimiento del "otro mundo," y su hijo, B.J. Palmer lo ayudó a expandirla. Palmer padre se refirió a ella como una "ciencia de curación sin drogas."[13] Sus orígenes yacen en la modalidad llamada "ajuste de huesos." El término "quiropráctica" se origina de las palabras griegas *cheir* (que significa mano) y *praxis* (que significa práctica). Es un tratamiento realizado principalmente por las manos.

---

[13] http://enacademic.com/dic.nsf/enwiki/11532667

Teoría

Palmer presentó la hipótesis de que los des-alineamientos de las articulaciones vertebrales que él denominó *sub-luxaciones vertebrales*, interferirían con la función normal y la habilidad del cuerpo para curarse a sí mismo causando vibración de nervios alterados, ya sea muy tensos o muy flojos, afectando el tono (salud) del órgano final. Palmer teorizó que el sistema nervioso controlaba la salud y, por lo tanto, la sub-luxación es la única causa de la enfermedad. Su conclusión fue que la manipulación es la cura para todas las enfermedades de la raza humana. Él aseguraba que el conocimiento de la inteligencia innata no era esencial para la práctica competente de la quiropráctica.

Generalmente categorizada como una Medicina Complementaria y Alternativa (Complementary and Alternative Medicine - CAM), la manipulación espinal quiropráctica aparece para beneficiar principalmente a los pacientes con dolor de la espalda inferior, los dolores de cabeza, el dolor de cuello, las condiciones de las articulaciones y los desórdenes provenientes del latigazo cervical. La quiropráctica se enfoca en la relación entre la estructura del cuero, vía columna vertebral y características adyacentes, y en cómo el cuerpo funciona vía sistema nervioso.

Práctica

El enfoque primario de la quiropráctica está en realizar ajustes (manipulaciones) a la columna vertebral, las articulaciones y los tejidos suaves del cuerpo. Esto es conocido en quiropráctica como Terapia de la Manipulación Espinal [Spinal Manipulation Therapy – SMT].

Los objetivos básicos de los ajustes quiroprácticos son:

- Corregir el alineamiento
- Aliviar el dolor
- Mejorar la función
- Apoyar la habilidad de curación natural del cuerpo

La primera visita a un quiropráctico típicamente incluirá un examen físico con énfasis en la columna vertebral. Se pueden realizar rayos-x y otras pruebas, y un plan de tratamiento después de los resultados de estos exámenes. Durante las visitas de seguimiento, los practicantes realizarán uno o más de los muchos diferentes tipos de terapia típica manual del cuidado quiropráctico. El practicante usará sus manos, o un dispositivo para aplicar una rápida y controlada fuerza a la articulación, con el objetivo de aumentar el rango y calidad de movimiento en el área a ser tratada.

Hay dos facciones principales en la terapia quiropráctica conocidas como "derechos" y "mezcladores." Los derechos enfatizan el vitalismo, la inteligencia innata y el ajuste de la columna vertebral. Ellos consideran las sub-luxaciones vertebrales como la causa primaria de la enfermedad. Estos practicantes están ahora en la minoría de esta modalidad. Ellos prefieren permanecer distintos de la medicina alopática.

Los "mezcladores" son más abiertos a las técnicas médicas alopáticas, y usan más variaciones en su práctica, tales como ejercicios, estiramiento, masaje, terapia del hielo, estimulación muscular eléctrica, ultrasonido terapéutico y calor húmedo. Algunos mezcladores además usan otras técnicas de la medicina alternativa tales como suplementos nutricionales, acupuntura, homeopatía, remedios herbales y bio-retroalimentación. Efectos colaterales comunes de la quiropráctica pueden incluir dolores de cabeza temporales, fatiga y otros dolores.

En la Medicina Moderna

La quiropráctica ha sido históricamente percibida como una práctica controversial, principalmente debido a su postura pública contra la vacunación como intervención de salud pública efectiva. No obstante, recientemente ha ganado más aceptación entre los médicos convencionales y planes de salud alrededor del mundo a causa de una inclinación más moderna hacia la rama "mezcladora" de la quiropráctica.

La National Health Interview Survey [Encuesta Nacional de Entrevistas Sobre la Salud] en los Estados Unidos estima que cerca del 11% de la población recibe manipulación quiropráctica u osteopática cada año. En un análisis sobre el uso de los procedimientos complementarios de la salud para el dolor de espalda, la ENES halló que la quiropráctica fue la terapia más comúnmente usada hasta la fecha.[14] Muchos quiroprácticos se describen a sí mismos como los proveedores básicos del cuidado de la salud, aunque su entrenamiento clínico no apoya los requisitos para ser considerados como tales.

La base de los tratamientos quiroprácticos está en desacuerdo con la medicina de corriente principal que no ha hallado evidencia de que la manipulación quiropráctica sea efectiva, más que posiblemente para el alivio sub-agudo o crónico de la espalda. Se ha probado inefectiva para el dolor agudo de la espalda. No hay datos suficientes para mostrar que la manipulación quiropráctica sea segura, y está frecuentemente asociada a efectos adversos de leves a moderados, así como a complicaciones serias o fatales en instancias raras. El mayor peligro está en el riesgo de la disección de la arteria vertebral por la manipulación cervical.

La manipulación espinal ha sido estudio de investigadores por un número de condiciones tales como el asma, el síndrome del túnel carpiano y la fibromialgia, pero el foco principal ha sido puesto en el dolor de la parte inferior de la espalda. La medicina moderna establece que no hay evidencia para apoyar las aseveraciones de que los desórdenes musculo-esqueléticos afecten la salud general vía sistema nervioso.

Naturopatía

"Conocimiento de la Vida de los Dioses"

Historia

Los principios de la naturopatía fueron inicialmente usados en la Escuela de Medicina Hipocrática alrededor de año 400 AC.

---

[14] Ndetan H, Evans MW, Hawk C, Walker C. Chiropractic or osteopathic manipulation for children in the United States: an analysis of data from the 2007 National Health Interview Survey. J Altern Complement Med 2012;18:347-53. [Manipulación quiropráctica u osteopática para niños en los Estados Unidos: un análisis de los datos de la Encuesta Nacional de Entrevistas Sobre la Salud del 2007. Encuesta Nacional de Entrevistas Sobre la Salud. J Medicina Complementaria Alternativa 2012; 18:347-53].

El filósofo griego Hipócrates creyó en ver a la persona como un todo en relación a hallar las causas de la enfermedad, y en usar las leyes de la naturaleza para inducir una cura. Fue de esta escuela original de pensamiento de donde la naturopatía toma sus principios.

El término "naturopatía" viene del latín *natura* (que significa nacimiento) y *pathos* (que significa sufrir). Juntos, el término pretende sugerir el significado "curación natural." Es una práctica basada en el vitalismo y la medicina de folclor, más que lo que es conocido como "cuidado de la salud en base a la evidencia."

Como práctica formal del cuidado de la salud, la naturopatía tiene sus raíces en la 'Edad de la Homeopatía' del S. XIX y el movimiento de cura natural que ocurrió en Europa. El término "naturopatía" fue acuñado en 1895 por John Scheel, luego adquirido por Benedict Lust, quien es considerado el "padre de la naturopatía de los Estados Unidos." Lust había recibido escuela en hidroterapia y fue a los Estados Unidos a esparcir sus métodos libres de droga. Él describió la naturopatía como una amplia disciplina, incluyendo técnicas como la hidroterapia, medicina herbal, la homeopatía, y la eliminación de toxinas de la dieta. El punto de vista de Lust fue además espiritual; él describió el cuerpo como absolutamente dependiente de las fuerzas del cosmos de la naturaleza del hombre. Lust fundó la Escuela Americana de Naturopatía en 1901, y luego abrió una serie de escuelas en las primeras tres décadas del S. XX. Varias de estas escuelas ofrecían Doctorado en Naturopatía y Doctorado en Quiropráctica.

El advenimiento de la penicilina y otras nuevas medicinas resultó en el rápido aumento de la popularidad de la medicina moderna y contribuyó al declive temporal de la naturopatía. A lo largo del S. XX, las asociaciones del cuidado de la salud alrededor del mundo hicieron campaña contra la naturopatía y otros sistemas de medicina heterodoxa (en discrepancia con las posiciones del cuidado de la salud oficiales u ortodoxas de ese tiempo), recomendando la revocación de las licencias para practicar la medicina naturopática, enormemente exitosa por un tiempo. Luego, en la década de 1970, ocurrió una renovación del interés con el movimiento de salud holística en los Estados Unidos y Canadá porque los pacientes hallaron atracción en base a la naturaleza de la modalidad.[15]

Teoría

La medicina naturopática sirve básicamente para promover la auto-curación. Los proponentes creen que la tecnología moderna, la contaminación ambiental, las malas dietas y el estrés, cada uno juega un rol significativo en la degradación de la salud. Los médicos naturopáticos generalmente completan un programa de nivel de grado de 4 años en una facultad médica acreditada. Ellos deben pasar un examen de salida para recibir su licencia y cumplir requisitos educacionales anuales continuos. Algunos médicos alopáticos y proveedores del cuidado de la salud, han seguido entrenamiento adicional en los tratamientos de naturopatía para tomar un procedimiento más integrativo para la salud del paciente. Las naturopatías tradicionales reciben educaciones no acreditadas de una variedad de fuentes y no son elegibles para licencia al día de hoy.

Práctica

Los principios de la naturopatía están fundados en la creencia de:

1. El poder curativo de la naturaleza, reconociendo el proceso inherente de auto-curación que es ordenado e inteligente. Esto incluye identificar y remover obstáculos para sanar y recuperarse.
2. Identificar y tratar las causas. Remover las causas subyacentes de la enfermedad más que enfocarse en los síntomas. Estas pueden ser físicas o mentales.
3. No hacer daño. No usar tratamientos que puedan crear otras condiciones. Esto incluye:
   1. Usar sustancias médicas que tengan riesgo mínimo de efectos colaterales dañinos, y métodos que usan lo mínimo para el diagnóstico y el tratamiento necesarios.
   2. Evitar supresión dañina de los síntomas.

---

[15] Gale, Nicola. *The Sociology of Traditional, Complementary and Alternative Medicine*. Wiley-Blackwell Open Online, 2014 [*La Sociología de la Medicina Tradicional, Complementaria y Alternativa*. Wiley-Blackwell En línea Abierta, 2014].

3. Trabajar con el proceso de auto-curación del individuo.

4. Ver al naturópata como el profesor. Educar a los pacientes para que tomen la salud en sus manos enseñando el auto-cuidado.

5. Tratar a toda la persona. Tomar en cuenta los estados físicos, mental, emocional, genético, ambiental, social y espiritual del paciente.

6. Prevenir la enfermedad. Evaluar factores de riesgo, heredados y la susceptibilidad a la enfermedad, a las sustancias tóxicas y a las situaciones desde el estilo de vida del paciente para prevenir el probable futuro inicio de la enfermedad.

Terapias Tradicionales

El naturópata es frecuentemente el último recurso en busca de la salud. Ellos típicamente practican en un ambiente independiente, trabajando en hospitales, spas, o clínicas de investigación. Hoy, hay un número creciente de clínicas del cuidado de la salud que emplean naturópatas conjuntamente con nutricionistas y otras modalidades en un esfuerzo de curación conjunto de los pacientes.

Una consulta con un naturópata típicamente involucra una entrevista detallada del estilo de vida, historial médico, tono emocional y características físicas. Se enfoca principalmente en un procedimiento holístico, frecuentemente absteniéndose por completo del uso de cirugía o drogas. Los naturópatas frecuentemente se posicionan como los proveedores primarios de salud, y a veces prescriben drogas, y realizan cirugías menores. Los naturópatas tradicionales tienen que ver exclusivamente con abogar por cambios en el estilo de vida sin diagnosis o tratamiento de la enfermedad. Generalmente no recomiendan vacunas ni antibióticos, pero pueden proveer remedios alternativos para estas dolencias.

Los métodos típicos practicados por los naturópatas incluyen: herbalismo, homeopatía, acupuntura, medicina física, quinesiología aplicada, enemas del colon, terapia quelante, terapia general, psicoterapia, higiene, reflexología, bio-resonancia, terapia de ozono, terapia de masaje y Medicina China Tradicional. Ellos pueden también recetar curas naturales como luz del sol, aire fresco, calor o frío, y consejos nutricionales como ayuno, comida 'entera' o dieta vegetariana. La medicina física como la terapia manipulativa, el ejercicio y los deportes también son recetados, así como el consejo psicológico, incluyendo meditación y relajación para el manejo del estrés.

En la Medicina Moderna

La naturopatía es conocida como una medicina alternativa, o pseudocientífica, por la comunidad médica alopática y es considerada como inefectiva y posiblemente dañina. Los practicantes de la medicina naturopática han hallado responsables penales en cortes de leyes alrededor del mundo. Según la Sociedad Americana del Cáncer, "la evidencia científica no apoya las afirmaciones de que la medicina naturopática puede curar el cáncer, o cualquier otra enfermedad."[16] Sin embargo, los doctores naturopáticos escogen etiquetarse como profesionales médicos a ellos mismos. En el 2009, 15 estados de los Estados Unidos, Puerto Rico, las Islas Vírgenes y el Distrito de Columbia, todos, dieron licencia a los doctores naturopáticos. La práctica de la naturopatía es aun prohibida en algunos estados.[17]

Doctor de Medicina Osteopática

"Doctores que HACEN"

Historia

La medicina osteopática fue establecida en Kirksville, Missouri, a fines de 1800 por el doctor médico Andrew Taylor Still que vio que sus contemporáneos hacían más daño que bien a sus pacientes. El uso frecuente de sustancias médicas cáusticas, y/o tóxicas, y cirugías peligrosas fueron típicas de la medicina en ese tiempo. Su enfoque empezó a desarrollar un sistema de cuidado médico que promovería lo que él vio como la habilidad innata del cuerpo para sanarse a sí mismo. La medicina osteopática es considerada por algunos como un movimiento social y es frecuentemente referida como el "jazz de la medicina," un término acuñado por el Dr. Wolfgang Gilliar,

---

[16] Srivastava, Amit Kishor. Pharmacology: A Book Of Achieving Knowledge For Drugs. Educreation Publishing, 2011. [Un Libro para Adquirir Conocimiento sobre Drogas. Editora Educreation, 2011.]

[17] https://aanmc.org/resources/licensure/

HACER [DO: término en inglés] (los médicos osteopáticos son conocidos como los DOs.)[18]

Teoría

La osteopatía es una forma de diagnosis y tratamiento que se enfoca principalmente en los músculos y las articulaciones del cuerpo. El enfoque de la medicina osteopática es ayudar a la persona a adquirir un alto nivel de bienestar enfocándose en la promoción de la salud y la prevención de la enfermedad. Los Dos trabajan para quebrar las barreras hacia la buena salud que nosotros levantamos en nuestras acciones de la vida diaria trabajando en sociedad con los pacientes para entender sus vidas individuales.

La filosofía de la osteopatía es mirar a la persona en su totalidad, más que como una simple colección de un sistema de órganos y las partes del cuerpo que puedan lesionarse o enfermarse. Este procedimiento holístico para el cuidado de pacientes torna al paciente en un socio en su propio proceso del cuidado de la salud. Como resultado, los DOs son entrenados para comunicarse con gente de diversos orígenes sobre un número de asuntos que van más allá de la esfera tradicional de la medicina alopática. Los DOs creen que hay más en la buena salud que ausencia de dolor o la enfermedad. Ellos se consideran a sí mismos 'guardianes del bienestar'. Pretenden lograr un entendimiento más profundo del estilo de vida y del medio ambiente de sus pacientes, más que solo tratar los síntomas. Ellos están entrenados para escuchar y conocer a sus pacientes como un todo.

Práctica

La medicina osteopática es una rama de la medicina moderna que provee todos los mismos beneficios que la medicina alopática, tales como recetas de fármacos, cirugía y el uso de la tecnología para diagnosticar enfermedades y evaluar lesiones. Los beneficios agregados de la medicina osteopática son prácticos y es un sistema de tratamiento conocido como Terapia Manipulativa Osteopática - TMO [Osteopathic Manipulative Therapy – OMT] que involucra el uso de las manos para el diagnóstico, tratamiento y prevención de la enfermedad, o lesión. Usando la TMO, un médico osteopático moverá

---

[18] https://www.revolvy.com/page/Osteopathic-medicine

los músculos y las articulaciones usando técnicas que incluyen estiramiento, presión suave y resistencia. Este es un procedimiento empático a la medicina que es practicado de acuerdo a la más reciente información científica, a veces usando tecnología de punta. Ellos además consideran opciones para complementar con fármacos y cirugías. Los DOs realizan investigaciones clínicas y científicas básicas para ayudar en el avance de las fronteras de la medicina y poder demostrar la efectividad del procedimiento osteopático al cuidado del paciente.

Hoy, el entrenamiento de los médicos osteopáticos es distinto de sus contrapartes MD [Medicine Doctor] debido al énfasis puesto en ver al paciente como una persona total con cuatro principios clave centrales para cuidar de todos los pacientes:

1. El cuerpo es una unidad de mente, cuerpo y espíritu.
2. El cuerpo es capaz de auto-regulación, auto-sanación y mantenimiento de la salud.
3. La estructura y la función están recíprocamente interrelacionados.
4. El tratamiento racional está basado en estos principios básicos.

Todos los métodos convencionales de diagnosis y tratamiento alopático son usados con el énfasis adicional colocado sobre un retorno a la mecánica normal corporal como centro para el mantenimiento de la buena salud.

Terapias Tradicionales

Las técnicas prácticas ayudan a aliviar el dolor, restaurar el movimiento, apoyar las funciones naturales del cuerpo y la influencia de la estructura del cuerpo. La idea detrás de este tratamiento es el uso del "toque de curación." La medicina osteopática que apoya la TMO puede además ayudar a pacientes con un número de problemas de salud que incluye:

- asma
- desórdenes del seno nasal
- síndrome del túnel carpiano
- migrañas
- dolor menstrual

La TMO puede complementar y a veces aun reemplazar a los fármacos y a la cirugía. De esta forma, la TMO trae una importante dimensión al cuidado médico estándar.

En la Medicina Moderna

Los DOs tienen licencia para practica el alcance completo de la medicina en todos los 50 estados. Es una rama de la profesión médica practicada básicamente en los Estados Unidos, y es una rama reconocida de la medicina en otros 65 países.

El objetivo principal de las escuelas médicas osteopáticas es producir básicamente médicos de cuidado, que creen que una base fuerte en el cuidado primario hace de uno un mejor médico, independientemente de la especialidad que puedan eventualmente practicar. Más de 1/3 de los graduados médicos osteopáticos escogen una carrera de cuidado primario, la mayoría de los cuales practican en áreas rurales poco servidas y urbanas. Cerca de 1 de cada 5 médicos en los Estados Unidos están atendiendo una escuela médica osteopática y más de 5,400 nuevos médicos osteopáticos entran a la fuerza de trabajo cada año.

El grado del Doctor de la Medicina Osteopática [Doctor of Osteopathic Medicine (D.O.)] es equivalente al del grado de Doctor en Medicina [Doctor of Medicine (M.D.)] y hay más de 100,000 DOs en los Estados Unidos en cada especialidad médica.

Modalidades de Curación Centradas en el Cerebro

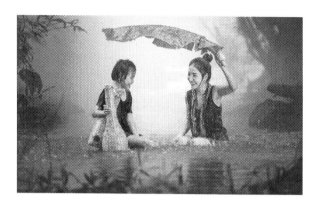

"La satisfacción de la curiosidad de uno es una de las más grandes fuentes de felicidad en la vida." Linus Pauling.

Hemos aprendido de prácticas científicas largamente establecidas de psicología y psiquiatría que son disciplinas que han estado en constante flujo a través de la historia. Muchas facciones han roto con sus corrientes principales de psiquiatría y psicología en cada giro para abogar por sus leves desviaciones en base a nuevos entendimientos. Más que ir a la totalidad de cada campo, nosotros explicaremos brevemente qué tienen que decir las tres escuelas de entendimiento de la psique en relación a afectar todo el sistema corporal.

Psicología

La psicología es la ciencia de la conducta conectada a la mente. Es un estudio de fenómenos de consciencia e inconsciencia, incluyendo el sentimiento y el pensamiento. Una disciplina académica de inmenso alcance, los psicólogos buscan entender los fenómenos manifestados por el cerebro. Es una ciencia social que busca entender a los individuos y grupos estableciendo principios generales a través de casos específicos de investigación.

La mayoría de los psicólogos están involucrados en un rol terapéutico como consejero o clínico.

El conocimiento psicológico es aplicado a la evaluación y tratamiento de problemas de salud mental, así como el entendimiento y solución de problemas en sociedad. Muchos psicólogos están involucrados en la investigación científica relacionada a los procesos mentales y de conducta, típicamente trabajando en una universidad u hospital. Otros establecimientos incluyen la industria u otras organizaciones, desarrollo humano y envejecimiento, deportes, salud, medios, área forense y leyes.

Los psicólogos estudian si, y como, pueden ser localizadas las funciones mentales en el cerebro. El modelo bio-psicológico es una perspectiva integrada hacia el entendimiento consciente, la conducta y la interacción social. Este modelo asume que una conducta dada o proceso mental afecta, y es afectado, por factores biológicos, psicológicos y sociales (todos los cuales se dice están dinámicamente interrelacionados).

Conductismo

La conducta humana es un área principal del estudio en psicología. La investigación conductual es manejada para mejorar las técnicas de modificación de la conducta. Los psicólogos conductistas usan estímulos en sus sujetos (algunos los pueden llamar pacientes) para crear asociaciones con dolor o placer para cambiar la conducta con el tiempo.

"No puede haber garantía moral para estudiar la naturaleza del hombre a menos que el estudio nos posibilite el control de sus actos." Thorndike (1911).

Teoría Cognitiva

La psicología cognitiva y los estudios de psicoanálisis estudian los procesos mentales que subyacen la actividad mental tales como la percepción, el razonamiento de la atención, el pensamiento, la solución de problemas, la memoria, el aprendizaje, el lenguaje y la emoción. Esta rama usa nuevas tecnologías como simulaciones por computadora para realizar investigación experimental sobre sujetos de test, fenómenos psicológicos de enlace con la estructura y función del cerebro. Los psicólogos han clasificado un minucioso catálogo de prejuicios cognitivos de esta investigación.

Teoría Humanística

La psicología humanística desde 1950 buscó dar un vistazo a la persona integral enfocándose en los tejidos humanos únicos tales como la libre voluntad, el crecimiento personal, la auto-actualización, la auto-identidad, muerte, el ser sinigual, la libertad y el significado. Respeta el valor de las personas y sus diferencias de procedimientos en la exploración de nuevos aspectos de la conducta humana. Es la "tercera fuerza" en la psicología contemporánea preocupada con las teoría más abstractas y sistemas como el amor, la creatividad, el sí mismo, el crecimiento, el organismo, la necesidad básica de gratificación, la auto actualización, los valores supremos, el ser, el tornarse, la espontaneidad, el juego, el humor, la afección, la naturalidad, el calor, la ego-transcendencia, la objetividad, la autonomía, la responsabilidad, el significado, el juego limpio, la experiencia transcendental, la experiencia pico, el coraje y otros conceptos relacionados.

Con el tiempo, la disciplina de la psicología ha evolucionado para aceptar cada una de las tres mayores divisiones de la psicología como parte de un todo. El Dr. Martin Seligman, fundador editor en jefe de la Asociación Psicológica Americana en el boletín electrónico *Prevención y Tratamiento*, dijo: si usted empuja a un perro demasiado lejos con la modificación de la conducta, ellos desarrollarán algo llamado "indefensión aprendida" que no cae en el alcance del conductismo[19], aun si usted puede enseñar al perro nuevos trucos usando golosinas y señales. Los psicólogos en el campo de la salud usan una amplia variedad de intervenciones para influenciar la conducta humana. Éstos se ubican desde campañas de relaciones públicas y difusión hasta leyes y políticas gubernamentales. Los psicólogos estudian la influencia de composición de todas estas diferentes herramientas en un esfuerzo para influenciar a todas las poblaciones de gente.

Psiquiatría

La psiquiatría es un campo de la medicina que está básicamente enfocada en la mente, pero incluye el cuerpo y el bienestar general en una imagen integrativa.

---

[19] http://www.associationofanimalbehaviorprofessionals.com/vol3no1.pdf

Si meta es estudiar, prevenir, y tratar los desórdenes mentales en humanos. Los psiquiatras tratan de mediar entre las perspectivas de la sociedad general y de la mentalmente enferma, para hallar el balance que pueda reconectar a sus pacientes con el resto de la sociedad. La psiquiatría yace en algún lugar entre la neurología y la psicología, difiriendo de otras modalidades de salud mental en la que a los practicantes se les requiere entender la ciencia social y las ciencias biológicas. Los practicantes de la psiquiatría estudian los sistemas del cuerpo y los órganos, las experiencias de vida individuales del paciente y la salud física del paciente para un punto de vista holístico integrativo.

Los desórdenes mentales que trata la psiquiatría pueden ser divididos en tres categorías generales:

1. Enfermedades mentales
2. Discapacidades severas de aprendizaje
3. Desórdenes de la personalidad

Aunque su enfoque se ha mantenido el mismo a través del tiempo, los procesos de diagnóstico y tratamiento de la psiquiatría continúan en evolución. El campo de la psiquiatría se ha vuelto más biológico, enlazándose más cercanamente a otras ciencias médicas.

Los psiquiatras frecuentemente trabajan con otras disciplinas en la investigación y en los procesos de tratamiento. El tratamiento típicamente incluye una combinación de medicación y terapia suplementadas con una amplia variedad de modalidades que puede incluir empleo de apoyo, refuerzo en la comunidad, y tratamiento comunitario asertivo. Los psiquiatras consultarán con consejeros en salud mental, trabajadores sociales, especialistas en salud pública, etc. para diagnosticar y tratar a sus pacientes con un procedimiento integrativo.

Psicoanálisis

Se cree que Sigmund Freud es el padre de las teorías psicológicas y técnicas terapéuticas que son definidas como psicoanálisis. La creencia central del psicoanálisis es que toda la gente tiene pensamientos, sentimientos, deseos y recuerdos inconscientes. Para entender el estado mental presente de un paciente, la mente inconsciente debe ser traída a la sensibilidad consciente. Solo entonces es un paciente con la posibilidad de hallar la catarsis de los disturbios psicológicos y la angustia. Nuestras motivaciones inconscientes influencian la conducta, y nuestras personalidades están altamente influenciadas por eventos en la temprana infancia, usualmente establecidas en las edades de 5 a 7. Los conflictos entre la mente consciente e inconsciente, generalmente lleva a problemas emocionales y psicológicos como la depresión y la ansiedad. El análisis de los sueños y las técnicas de asociación son usados para diagnosticar problemas en la mente inconsciente.

La teoría de Freud de la mente humana se compone del 'id', el ego y el superego que cambian el cómo pensamos acerca de la mente y la conducta humanas. Erik Erikson fue otro teórico asociado con la evolución del psicoanálisis reforzando la importancia del crecimiento a través de la duración de la vida de una persona. Hoy, el psicoanálisis ha evolucionado para incluir el psicoanálisis aplicado que usa los principios psicoanalíticos de los ambientes y situaciones del mundo real. Los psicoanalistas también usan la neurociencia para los tópicos de psicoanálisis tales como el sueño y la represión. Los procedimientos modernos para la terapia psicoanalítica han cambiado desde la retórica de Freudiana al procedimiento no sentencioso al empático. La investigación también ha demostrado que el auto-examen utilizado en el proceso psicoanalítico puede ayudar a contribuir al crecimiento emocional de largo plazo.

A pesar de las críticas, el psicoanálisis ha jugado en rol importante en el desarrollo de la psicología. Influenció nuestro procedimiento para el tratamiento de los tejidos de salud mental, y continúa ejerciendo influencia en la psicología hasta nuestros días. El psicoanálisis abrió una nueva visión sobre la enfermedad mental, sugiriendo que hablar acerca de los problemas con un profesional podría ayudar a aliviar los síntomas de la angustia psicológica.

Teorías Médicas de Avanzada

Compañías de pensamiento de vanguardia en el mundo de hoy de la tecnología de la salud están implementando la vieja tecnología del cuidado de la salud en nuevos formatos. En la Conferencia Sobre Salud Conectada [Wired Health Conference] en el año 2018, los presentadores sugirieron que entre más comunidades científicas empiezan a entender la interconectividad en el cuerpo, menos enfoque habrá en investigación de nuevas tecnologías en entornos clínicos. Las clínicas pueden ser libres de enfocar más atención en los usos de la innovación eficiente de tecnología actual y capitalizar grandes invenciones recientes. Muchas nuevas tecnologías no son curas milagrosas, pero están proveyendo nuevos flancos a la industria de la salud. Las teorías que por largo tiempo han estado descubiertas son finalmente entendidas. La estimulación del cerebro, por ejemplo, fue primero descubierta por la NASA en 1972 (pero no se dieron cuenta de ello en el momento). Los investigadores solo ahora son capaces de aplicar estas teorías después de décadas de lograr el entendimiento necesario acerca de los sistemas individuales del cuerpo y qué es lo que hacen.

Revolución de Datos

Pamela Spence, líder de la Industria Global de las Ciencias de la Vida [Global Life Sciences Industry] sugiere que el mundo de la salud está actualmente sumergido en la Cuarta Revolución Industrial, conjuntamente con el resto del mundo. Ella sugiere que la clave para desbloquear esta "revolución" son los datos. Antes de la Edad de la Internet, los clínicos acostumbraban a ser apoyados por científicos de datos. Sin embargo, cada vez más, los científicos de datos están siendo apoyados por clínicos. Ahora es más fácil que nunca capturar datos y el poder de procesarlos es exponencialmente creciente cada año. Los datos del cuidado de la salud son, en la actualidad, esparcidos entre diferentes proveedores de salud. El sueño del futuro en la industria de la tecnología de la salud es cotejar datos de diferentes plataformas y aprovechar esa información para el bien colectivo de todos.

Las nuevas compañías de la tecnología de la salud están también trabajando para servir dando a sus usuarios la propiedad total de sus datos, extraídos por la compañía como parte de sus servicios. Una de estas compañías es 'Heterogenous' que provee un servicio de secuencia de genes donde el usuario tiene la posibilidad de seleccionar para qué proyectos de investigación sus datos pueden estar disponibles en forma anónima. La mayoría de las compañías de los viejos tiempos venden los datos de usuarios a terceros sin informar al cliente (un proceso completamente legal) mientras que nuevas compañías de tecnología de la salud parecen estar abiertas y a colaborar.

Medicina Individualizada

Una de las nuevas disciplinas en el cuidado moderno de la salud es conocida como Medicina Personalizada. La terapia de células CAR-T de Bruce Levine re-entrena sobre las células del propio paciente para dirigirse al asunto de la salud, como en el caso de las células del cáncer. Estos tipos de intervenciones personalizadas son confeccionadas para el individuo, de forma que el trasplante de un órgano sea cuidadosamente seleccionado para el paciente preciso (echando una mirada a la genética del paciente). Recientemente, los científicos han descubierto que tal como sucede con nuestros genes o nuestra sangre, nuestras voces poseen "bio-marcadores," o patrones indicativos de anormalidad o enfermedad. Usando esta tecnología, somos capaces de detectar, con un alto grado de precisión, enfermedades como la depresión, la diabetes y enfermedades cardiovasculares.

Tecnologías Vestibles

Nuevos procedimientos a los viejos problemas están involucrando nuevos entendimientos acerca de la psique humana. En el caso de la obesidad, por ejemplo, debido a los miles de años de encarar hambre, nuestros cuerpos evolucionaron para dificultarnos el perder peso. Nuevos dispositivos como el Modio, estimulan los nervios del cerebro para incitar al cuerpo a moverse a un estado más óptimo. En el caso del Modio, esto involucra el estímulo de ocho nervios craneales en el hipotálamo, que reduce el apetito y aumenta el potencial del cuerpo para perder peso. Hace 30 años, no había mucho que se pudiera hacer acerca de una severa enfermedad del corazón. Pero en lo que las tecnologías como los dispositivos 'estent' y la cirugía del corazón se desarrollaron, nuevas intervenciones se pueden hacer a los pacientes.

En modelo tradicional de los administradores de pruebas trabajando largas horas en un laboratorio por largos periodos de tiempo se acabó. Ahora los estudios pueden realizarse a través de vastas distancias y con millones de pacientes en sus propios hogares usando sensores inalámbricos. Este tipo de datos son más precisos (realizados en el confort del hogar más que en un laboratorio) y realizados a tasas que antes eran inimaginables en el entorno de una clínica. Los sensores 'vestibles' ya son usados en un número de entornos clínicos tales como en la evaluación del sueño.

Tratamientos Remotos

El tiempo es la esencia en lo referente a diagnosticar un tejido. Las compañías innovadoras están trabajando en alternativas a los tratamientos tradicionales que economizan tiempo, esfuerzo / dolor y dinero. La tecnología de impresión 3-D resuelve el problema de frecuentes visitas al doctor para reajustar un yeso proveyendo una alternativa liviana a prueba de agua que puede ser impresa en segundos. Las biopsias líquidas son otra alternativa que puede ver el tamizaje del cáncer tornarse en un chequeo de rutina durante un chequeo anual sin tener que esperar una cita con un especialista.

Soluciones 'Vestibles'

Las soluciones en base a 'App' son otra nueva gran parte de la tecnología mundial. Las aplicaciones bajadas a dispositivos inteligentes pueden hacer que el cuidado de la salud sea accesible a millones de personas en el mundo. Las 'Apps' son rápidas para alzarse a la ubicuidad; son herramientas potencialmente poderosas para el bien de la salud de la humanidad. Las 'app' de Clinova ayudan a los usuarios a "distinguir males menores de enfermedades más serias," de acuerdo a su descripción en el sitio web. Designadas por dos farmaceutas, la 'app' hace una serie de preguntas simples para evaluar si el usuario debe visitar al doctor, o si un farmaceuta podría ofrecer medicamentos efectivos de despacho. Una 'app' como esta podría tomar la presión sin esperar ver a un doctor y ahorrar dinero al paciente. Otras 'apps' como la Kry, permite a los usuarios hablar directamente con un doctor. Ya es parte del servicio de salud de Suecia donde 2% de todas las citas básicas toman lugar a través de la 'app'.

Con la ayuda de la tecnología, los doctores están haciendo llamadas a casa otra vez, sin necesidad de salir de sus oficinas. A través de la tele-medicina (tratamiento de los pacientes vía satélite, video conferencia, transferencia de datos, etc.), los registros médicos son crecientemente inclusivos de video y audio files para medios contextuales. Los pacientes ahora tienen mayor flexibilidad para buscar tratamiento sin necesidad de reservar para viajar a una cita. Los doctores pueden también tratar a más pacientes con más frecuencia, especialmente en casos de manejo de enfermedades crónicas o de cuidado post-ICU [Intensive Care Unit – Unidad de Cuidados Intensivos]. Compartir información entre especialistas médicos en un procedimiento multidisciplinario "integrativo" del cuidado de la salud se torna más fácil y más oportuno a través del uso de la tecnología.

Tener un 'Internet de las Cosas' para el cuidado de la salud significa que los pacientes y los doctores pueden potencialmente:

- Remotamente configurar dispositivos médicos, incluyendo mantenimiento predictivo
- Monitorear en forma remota los signos vitales de los pacientes
- Ser anfitriones virtuales pre-operativos y de evaluaciones aumentadas

Vanguardia en Medicina Alternativa y Medicina Alopática

Dos nuevas ramas de la medicina, la Funcional y la Bio-electrónica, toman ventaja de muchas soluciones del pensamiento con visión de futuro en la lista anterior de los avances de la tecnología de la salud. Ellas están aprovechando las nuevas tecnologías y usándolas conjuntamente con el viejo entendimiento para crear soluciones personalizadas para los pacientes, construir en entendimiento amplio del set de datos individuales de cada paciente. La Medicina Funcional está considerada más como una teoría alternativa por su enfoque en causas-raíz. La Medicina Bio-electrónica es más una rama alopática de la medicina moderna, llena de promesas, pero aun así bajo el radar para muchos buscadores y practicantes del cuidado de la salud. De nuevo, esto no significa ser una lista exhaustiva de las modalidades disponibles del cuidado de la salud moderno, pero una pequeña representación seleccionada que pretende despertar su interés para investigar más por su parte.

Medicina Funcional

La Medicina Funcional es una rama de la medicina moderna alternativa que trabaja para determinar cómo y porqué ocurre la enfermedad. Busca restaurar la salud abordando las causas-raíz de la enfermedad de cada individuo. Para hacer esto, los practicantes de la MF requieren un entendimiento detallado de los factores de cada genética, bioquímica y estilo de vida de los pacientes, para crear un plan de tratamiento personalizado. Los practicantes se enfocan en las interacciones entre el ambiente del paciente y sus sistemas gastrointestinales, endócrinos e inmunes.

Los practicantes de la MF aseguran que ella lleva a mejorar los resultados en el paciente. Según el sitio web del Instituto de Medicina Funcional el tratamiento de enfermedades crónicas contabilizó 86% de todos los costos del cuidado de la salud en el 2015. La MF asegura tener mejores resultados que la medicina alopática y menos costos del cuidado de la salud. El IMF asegura traer resultados dramáticos a los pacientes que previamente han recibido tratamientos no exitosos.

La práctica de la MF usa una variedad de diagnósticos, terapéuticas y estrategias de prevención. Los practicantes diseñan intervenciones nutricionales y de estilos de vida que pretenden mejorar la conformidad y los resultados de los pacientes y usan herramientas de evaluación innovadoras para diagnosticar y tratar enfermedades desde un procedimiento de la MF. El objetivo es establecer una sociedad potenciadora mutua entre el clínico y el paciente para obtener las respuestas más honestas y abiertas del paciente. Combinando el rigor científico con el pragmatismo centrado en el paciente, la MF ha resuelto enfermedades que convencionalmente se pensó eran no tratables.

Cada diagnóstico en la MF puede ser uno de muchos contribuyendo a la enfermedad del individuo, y cada síntoma puede ser un indicador de muchas enfermedades / diagnósticos. La manifestación precisa de cada causa depende de los genes del individuo, el medio ambiente y el estilo de vida. Según la MF, los tratamientos que abordan la causa correcta son solo tratamientos que tendrán beneficios duraderos más allá de la supresión de los síntomas.

La MF aborda siete desbalances núcleo. Ellos son: hormonales y neurotransmisores, reducción de la oxidación, desintoxicación, inmune e inflamatorio, digestivo, estructural, y desbalance mente-cuerpo / cuerpo-mente. Jeffrey Bland, fundador del Instituto de Medicina Funcional menciona los cinco principios para curar estos desbalances núcleo:

1. Corregir el factor de precipitación y estrés del control oxidativo.
2. Deshacerse de las fuentes de la inflamación crónica.
3. Manejar el ciclo de folato.
4. Regular las hormonas.
5. Manejar la insulina y controlar el azúcar en la sangre.

Para hallar estos desbalances hay tres herramientas en el proceso de mapeo de síntomas: la Matriz de la Medicina Funcional, la Línea de Tiempo y el Marco 'GoToit'.

Matriz de la MF — Usa la historia personal, familiar, social y médica del paciente para organizar cada problema de salud del paciente en prioridades, la Matriz de la MF categoriza problemas dispares similares en una historia completa de causas individuales complejas de la enfermedad en un paciente.

Línea de Tiempo de la MF — La historia de un paciente que da comprensión de los efectos de eventos previos de la vida con el objetivo de motivar al paciente a cambiar participando en el tratamiento es la Línea de Tiempo de la MF. Es una representación gráfica de los factores que predisponen, provocan y contribuyen a los cambios patológicos y a los resultados disfuncionales en un paciente. Esto ayuda a los practicantes a ver las relaciones entre eventos a través de toda la vida del paciente (desde la preconcepción hasta el presente).

GOTOIT [VE POR ÉL] — Significa: Gather, Organize, Tell, Order, Initiate, and Track [Juntar, Organizar, Decir, Ordenar, Iniciar y Rastrear], GOTOIT ayuda a los practicantes a establecer entendimiento mutuo con sus pacientes; a identificar los patrones no saludables y a proponer modificaciones personalizadas del estilo de vida.

La MF evoluciona de un pequeño grupo de líderes pensados como influyentes que se dan cuenta de la importancia de un procedimiento individualizado a las causas de la enfermedad basado en investigación que evoluciona en ciencia nutricional, genoma y epi-genética. Los clínicos usan intervenciones de bajo riesgo para modificar sistemas moleculares y celulares para revertir las causas-raíz de la enfermedad. Buscan factores de unificación a niveles celulares y de sistemas que subyacen problemas amplios del organismo. El procedimiento se tornó sistematizado, de manera que pueda ser enseñado a un más amplio grupo de practicantes de diferentes orígenes, compartiendo mapas que enlazan síntomas a los procesos de raíz que causan la enfermedad.

Los practicantes de la MF sugieren que la medicina alopática convencional es disfuncional porque no 've' las causas ocultas de los síntomas. Sin embargo, los críticos de la MF sugieren que esta teoría incluye un número de técnicas no probadas y desaprobadas. Según el oncólogo Dr. David Gorski, la vaguedad de la MF es una táctica deliberada para hacer más fácil promover la disciplina. Él asegura que se centra alrededor de procedimientos de prueba innecesarios y caros. La MF también se adhiere a principios que son considerados míticos por la medicina alopática tales como que la dieta y el estilo de vida evitarán y tratarán la mayoría de las enfermedades, o el concepto de ultra-bienestar (que nosotros debemos apuntar como mejor que normal). Los practicantes de la MF además tratan "no-enfermedades" como la levadura, la fatiga adrenal, la toxicidad que requiere desintoxicación y el síndrome del intestino agujereado.

El Dr. Peter Osborne es conocido como el primer doctor alopático en identificar la dieta, específicamente los granos, como causa líder del sufrimiento crónico. Conocido como el "Guerrero Libre del Gluten," el Dr. Osborne practica la Medicina Funcional hallando los orígenes de una enfermedad en lugar de simplemente tratar los síntomas. En esta experiencia, el origen es frecuentemente el gluten (especialmente las fuentes escondidas del gluten) en nuestras dietas. El Dr. Osborne usa una combinación de dieta libre de gluten y suplementación y ha eliminado el dolor crónico en miles de sus pacientes.

Medicina Bio-electrónica

La Medicina Bio-electrónica es un nuevo procedimiento alopático para diagnosticar y tratar enfermedades y lesiones. La ciencia detrás de la Medicina Bio-electrónica sugiere que la causa de que los mayores órganos del cuerpo son inervados, es que el cerebro tiene la posibilidad de monitorear y regular la función de los órganos. La MB usa un equipo de expertos de neurofisiología, neurociencia, y biología molecular y celular, y la bio-ingeniería. La tecnología de dispositivos es usada para leer y modular la energía eléctrica en el sistema nervioso del cuerpo que abre las puertas al diagnóstico en tiempo real y al tratamiento a través del bloqueo de nervios o dispositivos de estimulación nerviosa. Los dispositivos ya están siendo usados en ensayos clínicos para tratar enfermedades inflamatorias tales como la artritis reumatoide.

El propósito de la MB es identificar los accionantes fisiológicos y las nuevas herramientas de investigación y desarrollo para expandir una tecnología de dispositivos médicos tecnológicos que usan vías neurales para el tratamiento de enfermedades o lesiones específicas. Los practicantes de la MB están, en la actualidad, trabajando duro para entender el lenguaje del sistema nervioso y para realizar diagnósticos de avanzada.

El programa DARPA de los Estados Unidos ha lanzado recientemente un plan llamado ElectRx para buscar fondos e investigar sobre tratamientos eléctricos para varias enfermedades. Esto pretende hacer más fácil el envío de estímulos eléctricos en una forma mínimamente invasiva y más precisa. En el largo plazo, la MB puede ser más efectiva y menos cara para desarrollarse que las farmacéuticas. Según sus proponentes, la tecnología de dispositivos de la MB es también más fácil de administrar, no-tóxica, más precisa, 100% compatible e involucra menos riesgos a la salud y es de menos efectos colaterales.

El Instituto Feinstein para la Investigación Médica es una parte de la empresa de investigación Northwell Health, un esfuerzo colaborativo de la ciencia de avance para evitar enfermedades y curar a los pacientes. Más de 1,500 científicos e investigadores han hecho importantes descubrimientos en muchos campos médicos. Su lema es "los inventos exitosos requieren más que la idea; requieren solidaridad, tenacidad, dedicación y tiempo." Feinstein es la única organización que cultiva un sentido de responsabilidad para innovar y crecer, manteniendo un ojo en curas futuras en un ambiente de colaboración. Kevin J. Tracey, MD, Presidente y Director General de Feinstein, dice que la colaboración es "esencial para mejorar la salud y la felicidad de las sociedades futuras."

La MB no es aún una tecnología ampliamente usada con los dispositivos terapéuticos actuales tan grandes que estimulan un nervio entero más que apuntar a una pequeña fracción de las fibras nerviosas. Sin embargo, las implicaciones son significativas para la acupuntura médica, y los investigadores han demostrado efecto en el tratamiento de migrañas y el síndrome del túnel carpiano.

Medicina Biológica

Los pacientes que se han vuelto a la modalidad moderna de la Medicina Biológica están retornando después de años de tratamiento con fármacos, cirugía o radiación, frecuentemente con poco beneficio real. De hecho, su tratamiento convencional comúnmente les ha causado gran sufrimiento. El punto de vista de esta modalidad es que el estado natural del cuerpo es 'la salud'. Factores externos tales como las toxinas, el estrés y la mala nutrición perjudican los sistemas regulatorios del cuerpo. La Medicina Biológica reconoce que el cuerpo tiene un poder a lo largo de la vida para curarse y regenerarse enfocándose en la historia única de cada paciente y aprendiendo la causa original del desorden.

La sanación es hecha usando métodos naturales que incluyen evaluar la combinación entera del cuerpo de factores físicos, mentales, emocionales y espirituales e identificar qué combinación de estos factores puede causar que el cuerpo se salga de balance. Los practicantes usan los poderes de la auto-curación del cuerpo para iniciar la sanación y promover la restauración del balance.

Los conceptos fundamentales para mantener la salud en la Medicina Biológica son:

1. Bloqueos de la regulación
2. Prevención de la sobrecarga tóxica
3. Reconocer que la enfermedad tiene múltiples causas
4. La constitución de una persona tiene influencia sobre la salud
5. Los enfoques perturbadores en el cuerpo tienen influencia sobre la salud

6. La capacidad reactiva de las células tiene influencia sobre la salud
7. La nutrición es el factor principal en el tratamiento
8. Los intestinos y la flora intestinal tienen influencia sobre la salud

Desintoxicación, los intestinos y la salud del sistema, y la regeneración son los tres pilares del cuidado de la salud en la Medicina Biológica. El objetivo es revertir la actividad degenerativa y promocionar la curación a largo plazo. Los tratamientos son, por lo general, no invasivos y raramente requieren el uso de recetas de fármacos.

Conclusiones Acerca de Modalidades del Cuidado de la Salud

Para aquellos que se toman el tiempo de hacer estudio ulterior, tendrán la posibilidad de entender mejor los beneficios, limitaciones y peligros de cada una de estas modalidades. Esta información es importante de ser conocida por los pacientes y los curadores. Todos somos sujetos de enfermarnos y de llegar a la edad adulta, y entre más sepamos, mejor podemos conducir nuestras vidas.

Un ejemplo extremo de la falta de información personal acerca de una nueva modalidad fue cuando recibí un procedimiento de diagnóstico llamado Prueba de Inclinación para mi corazón. Antes de que el test fuera aplicado, se me pidió firmar un documento reconociendo que yo podría morir en la toma de la prueba. Se me explicó que este era un procedimiento de rutina y que no tenía nada de qué preocuparme. Firmé el documento titubeando. Luego, el administrador del test me pidió que me acostara en una tabla vertical y me dio gotas intravenosas de nitroglicerina, después de lo cual la tabla rotó para la prueba. Cuando la prueba había finalizado, salí de la tabla y me senté en una sala de espera cercana. Después de varios minutos, empecé a perder el habla y a tener convulsiones. Mi lengua entraba y salía de la boca sin control en lo que mi cuerpo convulsionaba. Estuve totalmente indefenso por los próximos 15 a 20 minutos durante los cuales mi esposa me miraba. Estaba seguro de que mi vida terminaría. Nunca tomaré ese test otra vez y sugiero a todos ustedes que investiguen ampliamente todo lo que les digan que hagan (aun por un médico profesional) antes de aceptar ser sujetos de algo nuevo. Conocer los efectos secundarios de todos los fármacos que les recetan, el riego de las biopsias de la próstata, los efectos de las hierbas ayurvédicas, dietas extremas, etc.

Para obtener el beneficio total de cualquiera de las modalidades que hemos descrito en esta sección, todas ellas deben aprender a trabajar juntas. No debemos separar aspectos de nuestra salud, o de donde obtener información acerca de nuestra salud. Nuestras vidas y cuerpos no funcionan en piezas separadas. Cada parte de nosotros está relacionada a cada otra parte. Se debe practicar una visión holística del funcionamiento más que una reduccionista para lograr el objetivo de la buena salud e incrementar la longevidad. Necesitamos escuchar qué nos están diciendo nuestros cuerpos porque ellos son nuestros mejores guías. En mi propio ejemplo, el masaje de un terapista experimentado curó mi escoliosis porque yo escuché a mi cuerpo gritar por alivio con masaje.

Debido a la necesidad práctica, la educación médica estándar toma lugar en un formato por partes donde la imagen de salud humana holística se divide en categorías de conocimiento. Los entrenadores alopáticos aprenden de biología, por ejemplo, separadamente de la química. El entrenamiento holístico, por otro lado, es acerca de ganar reconocimiento de diferentes ideas a través del tiempo. Podemos ver muchos doctores médicos aprendiendo acerca de nutrición y enseñando en programas de alto nivel en línea, tal como las series de *La Planta Sagrada,* o la *Cumbre Reorganice la Salud Holística de su Vida* [*Reengineer Your Life Holistic Health Summit.*] en lo que su consciencia aumenta, se torna la responsabilidad de ambos: el profesional y el paciente de aprender y practicar el pensamiento holístico. Dedicar tiempo a esto debe ser una prioridad si deseamos incrementar nuestros años de vida y nuestra felicidad.

Nunca olvide que somos parte de todo y que nuestros cuerpos funcionan física, mental, emocional y espiritualmente, y que también estamos conectados cada uno y el planeta. Cuando la salud se torne una mayor prioridad que el dinero, es el momento de aprender y buscar activamente la salud real en el conocimiento.

NUTRICIÓN

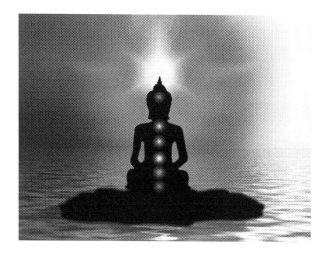

"Lo importante es esto: tener la capacidad, en cualquier momento, de sacrificar lo que somos por lo que podríamos ser." Maharishi Mahesh.

¿Nos dicen los doctores toda la verdad acerca de nuestra salud si no discuten sobre nutrición? Una discusión acerca de la dieta y el ejercicio (o la falta de una cantidad saludable de ambos) entre el paciente y el practicante es la forma más fácil de prevenir y aun de recuperarse de una vasta cantidad de enfermedades y complicaciones de la salud, aun así, frecuentemente los doctores omiten esta conversación. En lugar de eso, ellos eluden diciendo cosas como que su presión sanguínea o azúcar en la sangre están altas porque estos son síntomas para los cuales pueden recetar medicinas. Pero en lo que los practicantes están aprendiendo más y más cada día, la "predisposición genética", esto no significa que usted sucumbirá a la enfermedad. La mayoría, sino todas, las enfermedades pueden ser evitadas con dieta.

La Futilidad de las Dietas de Moda

Una multitud de información confusa y diferenciada acerca de nutrición apropiada y saludable hace difícil elegir correctamente en lo referente a nuestras dietas. Hoy hay 8 dietas grandes de moda propuestas en la industria de la "salud" del ancho mundo. Ellas incluyen:

- La dieta Cetogénica
- Dieta Cruda
- Dieta Vegana
- Dieta Vegetariana
- Dieta Paleolítica
- Dieta 80-10-10
- Dieta de Alta Proteína (de Atkin)
- Dieta de John Robin para el S. XXI
- Nutrición China

Practicantes del cuidado de la salud evolucionados como el Dr. Jack Wolfson han estado dándose por vencidos de sus prácticas alopáticas lucrativas para buscar sus pasiones por la curación. En su libro, El Cardiólogo Paleolítico (2015), el Dr. Wolfson sugiere comer principalmente vegetales de manera que su microbioma (la comunidad de microorganismos (bacterias, hongos y virus) dentro de su cuerpo) esté en balance dentro del medio ambiente de su cuerpo.

Un nuevo sendero para curar su sistema de medicina alopática pueda ser hallado en las revolucionarias series documentales de la salud sobre el intestino del Dr. Pedram Shojai, INTERCONECTADO: El Poder de Curarse desde Adentro (2018). Él describe como el microbioma del intestino (la colección total de las bacterias de su intestino y sistema en él) es un "blindaje de gérmenes" de alteración de la vida. Escondidos muy dentro de su intestino residen cientos de billones de gérmenes (bacterias) que están presentes dentro de todos nosotros. Ellos hacen nuestro sistema inmune fuerte, saludable e increíblemente eficiente. Nuevos descubrimientos han ido tan lejos hasta decir que, si usted protege las bacterias en su intestino, usted puede estimular nuestra inmunidad, mantener nuestro sistema digestiva andando regular, mantener los niveles de hormonas balanceados y proteger la función total del cerebro.

Hallar la "dieta correcta" para usted es de gran importancia, pero la información conflictiva es la norma (aun la de la comunidad alopática de la corriente principal). Algunos doctores le dirán que el café es bueno para usted, mientras que otros dicen que no. Lo mismo para los huevos, la carne, el chocolate, la comida cruda, etc., etc. Ambos lados (a favor y en contra) están representados por autoridades calificadas. ¿Cómo afecta esto a usted? ¿Se da por vencido y huye para no encarar estos conflictos? ¿Qué es lo mejor para usted y cómo decide?

No hay una solución mágica para ofrecer. Yo también encaro el dilema de 'qué comer' sin respuestas definitivas al día de hoy. Sin embargo, yo continúo informándome lo mejor que puedo. Puede ser abrumador leer y evaluar todo lo que está a la disposición, pero hago lo mejor que puedo. Continúo tomando la responsabilidad por mi salud, de manera que pueda tener una consciencia clara, especialmente en lo que se refiere a mantenerse lejos de comidas procesadas decididamente tóxicas.

El Dr. Ben Johnson es un médico alopático que es inflexible acerca de que sus pacientes tomen la responsabilidad de su propia salud. Él reconoce que la desintoxicación es crítica y que los movimientos de los intestinos son grandes indicadores de la salud general del paciente, de manera que él siempre discute esto con sus pacientes. Las bacterias de nuestro intestino son críticas y necesitamos tener un buen bioma para digerir nuestro alimento y recibir los nutrientes. Dos de tres movimientos de vientre al día son esenciales de acuerdo al Dr. Johnson quien dice que entre más tiempo tenemos entre los movimientos, más tiempo tiene el cuerpo para absorber los químicos tóxicos de nuestra deficiencia de nutrientes, las dietas de OMG. El Dr. Johnson hace que sus pacientes realicen colónicos y protocolos de limpieza del hígado porque él se ha dado cuenta, a través de los años, de que todos nosotros somos metales tóxicos pesados. Pensamos que es normal porque cada día estamos tocando, comiendo, bebiendo y respirando metal. Él dice que después de años de realizar pruebas en sus pacientes, sabe que todo el que esté enfermo es tóxico por metales pesados, de manera que él ni siquiera hace perder el dinero de sus clientes en hacer test de esto y va directo al tratamiento.

En la serie de documentales *La Verdad Acerca del Cáncer,* el Dr. Johnson dice, "Yo vendí mi clínica del cáncer hace años y me involucré en códigos de curación que es un sistema físico de ayudar al cuerpo a eliminar el estrés fisiológico, y luego el cuerpo hace lo que debe para lo cual fue diseñado. El código de curación no cura nada. Solo elimina el estrés fisiológico, luego el cuerpo se cura solo."

Cada uno hemos hecho lo mejor que podemos de acuerdo a las creencias acerca del alimento que nos fueron enseñadas en el curso de nuestras vidas. Lo importante es mejorarse a sí mismo empezando con una mente más abierta, cosa que usted está haciendo con la lectura de este libro. Es un proceso difícil para muchos cambiar dietas porque el cambio se puede sentir amenazador. Es más cómodo permanecer donde usted ha estado hasta ahora aun cuando se sienta infeliz. El miedo es un motivador más fuerte que la felicidad para mucha gente. Pero con coraje, ¡tomar la responsabilidad de su salud puede ser logrado!

El procedimiento del equipo holístico puede ser bastante útil en reconocer el signo tempranero de un proceso de enfermedad; para ayudar a prevenirla. En todas mis consultas con practicantes alopáticos en mi vida, yo nunca me encontré con uno que me aconsejara eliminar el azúcar de mi dieta, o que me preguntara acerca de mis movimientos intestinales. Necesitamos una nutrición correcta y desintoxicación en todas las áreas para ser capaces de absorber cualquier buena nutrición que reciba nuestro cuerpo. Necesitamos un equipo holístico integrativo para traer esta información a la luz.

El Futuro de la Medicina es el Alimento

¿Por qué los fabricantes de pasta para dientes ponen azúcar en sus productos? El ingrediente número dos en la mayoría de las pastas de dientes es el sorbitol que es azúcar y alcohol con un sabor dulce también conocido como sustituto del azúcar. ¿Ha leído usted alguna vez los ingredientes de su marca diaria de pasta de dientes? ¿Lee usted los ingredientes de lo que compra y pone en su boca o su piel? ¿Estudia usted los efectos de ellos en su cuerpo? ¿O simplemente confía usted en lo que hay en la etiqueta o el paquete? ¿Cree en los anuncios comerciales acerca de estos productos?

Las palabras "natural", "orgánico", y "recomendado por el doctor" pueden ser muy engañosas. Nosotros estamos condicionados a ser complacientes y, por tanto, no nos sentimos totalmente responsables de nuestra propia salud. Este sentido de complacencia no es enteramente su falta ya que muchos occidentales viven como esclavos robóticos de las corporaciones que controlan estos productos y nos anuncian sus productos por docenas todos los días. La mayoría de nosotros hemos crecido por generaciones como esclavos corporativos que no conocemos nada mejor. Ahora es el momento de levantarnos y tomar la responsabilidad de nuestra salud. Finalmente, la hora ha llegado porque leyendo este libro y otros como este, usted conoce mejor. No depende de nadie más que de usted hallar la verdad, aunque se sienta escurridiza. Usted no puede simplemente confiar en los doctores que le aconsejan saber más. Aun a los nutricionistas más calificados les falta conocimiento acerca de las dietas apropiadas de todo tipo. Una vez pregunté a un nutricionista porqué la gelatina que me servían en el hospital era verde. Él no tenía ninguna respuesta. Yo espero con ansia el día en que el sustento dado en las instalaciones del cuidado de la salud sea intencionalmente lleno de nutrición.

Muchos nutricionistas además aconsejan comer proteínas con carbohidratos. Ellos nunca han leído ninguna teoría alternativa de combinación de alimentos. Otros no hablan de los más de 10,000 aditivos de alimentos que tienen efectos en nuestra salud. Aun gente altamente informada no es capaz de conocer acerca de su mejor nutrición. Hay tantas dietas diferentes, y cada una asegura ser la correcta. Nueva información se ofrece cada año. Solo en el mes de noviembre del 2018, la librería en línea de Amazon liberó aproximadamente 240 nuevos libros en el tema de las dietas. ¡Y eso no es ni siquiera un mes inusual! ¡Hay literalmente cientos, sino miles de libros liberados en el tema cada año!

En el libro del 2017, <u>La Paradoja de la Planta: Los peligros Ocultos en los alimentos "Saludables" que Causan Enfermedades y Aumento de Peso [The Plant Paradox: The Hidden Dangers in "Healthy" Foods That Cause Disease and Weight Gain]</u>, el Dr. Steven Gundry, famoso cardiólogo y autor, propuso lo que puede ser considerado como ideas e información revolucionarias. En este libro trascendental, él vuelca toda la información nutricional previa conocida. Después de una extensiva investigación en el tema, el Dr. Gundry discute los efectos de las lectinas en la nutrición. En base a su investigación sobre lectinas en diferentes alimentos y cómo son procesadas por el cuerpo, enlista los alimentos que se debe comer y los que se debe evitar. Sus libros continúan estando en la lista de los mejor vendidos por sus ideas evolucionarias sobre qué cree que es la mejor forma de acceder a la nutrición apropiada.

El Dr. Mark Hyman, M.D., trata de resolver el conflicto de ideas entre los 'paleo' y los vegetarianos en este libro, <u>Alimentos: ¿Qué diablos debo comer?</u> <u>[Food: What The Hell Should I Eat?]</u> (2018). Él busca revelar qué comidas nutren nuestra salud y cuales plantean una amenaza. Según el Dr. Hyman, el rol del alimento es ser una medicina poderosa capaz de revertir la enfermedad crónica. Él sugiere que nuestro sistema y políticas alimenticias impactan el ambiente, la economía, la justicia social, y la salud personal. Por lo tanto, necesitamos un punto de vista holístico de crecimiento, cocina y comer en formas que nutran nuestros cuerpos y la tierra, mientras que se crea una sociedad saludable al mismo tiempo.

Hay un consenso creciente acerca de eliminar cosas como el azúcar, la comida procesada, y el alcohol de nuestras dietas. Si leer esa frase le causa a usted angustia, no se aparte de su responsabilidad. Ahora es el momento de aprender más disciplina y observar en dónde está ubicado en su viaje hacia la salud, más que defender sus creencias. Abra su mente para hacer esta auto-evaluación y eliminar lo que necesite retirar de su dieta para volver más claro su pensamiento. No enfoque su energía en defender sus creencias. Lea y escuche lo que está disponible para su auto-desarrollo de manera que usted cuide mejor de su salud. Recuerde que nadie puede hacer esto por usted. Cuestione todo lo que lee y escucha, pero manténgase escuchando. Posponer y evitar no son sus aliados, entonces, no los use para defenderse. Si usted no empieza a tomar más responsabilidad hoy, ¿entonces cuándo? Es su decisión y es su vida. Aumente su prevención contra las enfermedades y la desintoxicación. No espere la crisis porque de seguro llegará. Todo esto está en sus manos.

Los síntomas de la enfermedad toman tiempo para desarrollarse. Lleva tiempo para que se forme una piedra en alguno de sus órganos. La arteriosclerosis no se desarrolla en varios días. Usted se ha enfermado, ya sea con conocimiento o no, a través del tiempo. Si usted sabe de los efectos del azúcar y se mantiene consumiéndolo, necesita buscar ayuda. Si usted no conoce de todos los sustitutos del azúcar y el azúcar escondido en los alimentos, es hora de empezar a aprender al respecto. Lo mismo que el fluoruro en la sal de mesa. La sal de Himalaya ha mostrado ser una valiosa alternativa; sin embargo, cuando leo los ingredientes en un paquete en el supermercado, ¡me quedé en shock al hallar fluoruro en ella! Localizar las causas de los síntomas llevará tiempo y trabajo, de manera que esté preparado. Eliminar la causa puede tomar más tiempo y trabajo, entonces esté preparado, también. Es su trabajo, y el doctor no lo puede hacer por usted, ni tampoco una píldora lo puede hacer por usted.

Los químicos son usados en el cultivo de grandes de alimento, y hay más de 10,000 aditivos en los alimentos para 'mejorar' el sabor, la apariencia y la preservación. El alimento es empacado y promocionado. El fluoruro en la sal daña la glándula pineal y tiene efectos negativos en las funciones cognitivas y fisiológicas. Contribuirá a la demencia[20] y es un sub-producto de desecho tóxico de la industria del aluminio que se propagó durante la Segunda Guerra Mundial. Algunos investigadores dicen que la Alemania liderada por los nazis fue la primera en introducir el fluoruro en el aprovisionamiento del agua con el supuesto objetivo de frenar la disidencia en su población, y en 1955, la nueva marca de Proctor & Gamble, Crest, se convirtió en el productor de la pasta para dientes con fluoruro.[21] Muchos dentistas están ahora afirmando que las caries dentales no son causadas por falta de fluoruro sino por la mala nutrición y el consumo de azúcar. Muchos de los químicos tóxicos usados para mejorar la producción, el sabor y la apariencia tienen una motivación en dinero detrás de su uso. Es mi esperanza que empecemos a usar la crítica y el pensamiento creativo en lo referente a la industria del cuidado de la salud y la administración de fármacos en el mundo porque ellos no están haciendo el trabajo para el que fueron contratados. ¿Quién quiere hacer dinero de las enfermedades a través de vender información errada? ¿Quién quiere controlarnos y controlar

---

[20] Akinrinade, Memudu, Ogundele. *Fluoride and aluminium disturb neuronal morphology, transport functions, cholinesterase, lysosomal and cell cycle activities.* [El fluoruro y el aluminio perturban la morfología neuronal, las funciones de transporte, la colinesterasa, los lisosomas y las actividades del ciclo celular] Pathophysiology. [Pato-fisiología] 2015.

[21] https://www.britannica.com/topic/Colgate-Palmolive-Company

nuestras vidas? ¿Quiénes son los que presentan información falsa acerca de qué es saludable? ¿Podrían ser las farmacéuticas y las corporaciones de seguro de salud, o los comités de supervisión de alimentos y fármacos? ¡Por favor, despierte!

El Plan Nutricional del Dr. Mercola

Muchos hoy luchan con sus problemas de peso, enfermedades y problemas de salud que perjudican su habilidad para disfrutar la vida. Muchos recurren a los fármacos y a otros métodos convencionales para aliviar sus síntomas, pero estas son en realidad soluciones de curitas que típicamente resultan en más daño que bien. Lo que no se dan cuenta es que ellos pueden significativamente mejorar su salud solo cambiando sus dietas y hábitos de comer. El programa del Dr. Mercola puede ayudar a adquirir exactamente eso ajustando su dieta alrededor de grasas de alta calidad.

Los médicos alopáticos, los nutricionistas, y los expertos en salud pública han afirmado, por mucho tiempo, que la grasa dietética promueve las enfermedades del corazón y la obesidad. Esta decepción causó que la gente siguiera dietas bajas en grasa y alto carbohidrato que arruinó la salud de millones. Hoy, el lineamiento general para la toma de grasa dietética es que debe ser solo del 10 por ciento de su dieta total, pero el Dr. Mercola receta que de 50 a 75 por ciento de su toma de calorías diarias debe ser en la forma de grasas saludables.

La pirámide alimenticia original creada por el Ministerio de Agricultura de los Estados Unidos [U.S. Department of Agriculture (USDA)] promociona una dieta que tiene granos, pasta y pan como base (lo que significa que ellas forman la mayoría de su dieta) y las grasa en la cima, o en la menor porción. Pero esto puede conjurar un problema, ya que los granos pueden descomponerse en azúcar en su cuerpo, conduciendo a la resistencia a la insulina y a la leptina. El programa del Dr. Mercola, por ejemplo, sugiere que esta pirámide alimenticia sea puesta de arriba abajo, y que todos deben ser conscientes de lo que comen, evitando los alimentos procesados que ponen nuestra salud en riesgo.

Introducción a las Políticas Crudas

Usted no puede comer petróleo o dinero. Usted ingiere comida. Las enzimas vivas en la comida son la clave para la buena salud. La comida cocinada desnaturaliza (modifica la estructura molecular), disminuye su valor. Los agricultores orgánicos del mundo son las semillas del futuro del planeta. Ellos tienen cuidado de proteger las enzimas vivas sin el uso de venenos. La avaricia y el mal uso del poder y del dinero destruye nuestros corazones individuales, la humanidad colectiva, y el planeta. El corazón es el centro de nuestro ser y es nutrido por el amor. El corazón, el espíritu y el alma, juntos construyen la consciencia política. Somos la raíz del mundo. Debemos conectarnos en amor y no estar separados por miedos, inseguridades, diferencias o sentimientos de indefensión. Nuestra oportunidad es aquí y ahora, y el reto que encaramos nos fortalecerá y mantendrá nuestro planeta vivo y vibrante. Ayúdenos a construir 'Políticas Crudas' uniéndose a nuestros esfuerzos para usar la fortaleza que tenemos como líderes en amor y salud vibrantes para reducir, y eventualmente, eliminar el sufrimiento innecesario.

En abril del 2007, el liderazgo de la Cumbre Internacional sobre Alimento Viviente [*International Living Food Summit*] emitió una declaración sobre la "dieta óptima para la salud y la longevidad", regresando a la vieja verdad de que el cuerpo se cura a sí mismo cuando se le dan los nutrientes que necesita. Toda la tecnología, fondos, equipo, científicos, expertos en computación y políticos del mundo no pueden crear una simple semilla. El poder de la naturaleza es supremo. Nuestro objetivo es aumentar la consciencia de que una humanidad y un planeta más feliz, más saludable está en las elecciones que hacemos en nuestra dieta, hoy.

En lo que usted lee esto, la dieta humana es controlada por intereses de corporaciones multinacionales, lobistas y otros gigantes institucionales que buscan lucrar ¡y enfermarnos! La Organización de las Naciones Unidas para la Alimentación y la Agricultura de las Naciones Unidas [The Food and Agriculture Organization of the United Nations] y el Código de Lineamientos para Suplementos Alimenticios de Vitaminas y Minerales de la Organización Mundial de la Salud [World Health Organization - Codex

Guidelines For Vitamin and Mineral Food Supplements] está tratando de controlar cómo obtenemos nuestra nutrición. La Política Cruda enfatiza en un estilo de vida de conexión más informada con nuestros alimentos a través de la agricultura orgánica, y tomando una dieta de comida fresca y cruda que pretende curar el cuerpo, el planeta y tornar los obstáculos sociales y políticos en paz.

La conexión y relación entre la dieta cruda, orgánica y las políticas globales parece ser incomprensible para muchos. El aire, el alimento, el agua, y el albergue son todos necesarios para que la humanidad sobreviva, y la comida cruda, orgánica tiene una relación con cada uno de estos. Las fincas orgánicas buscan eliminar la contaminación, los químicos tóxicos y los materiales tóxicos de construcción de su práctica. El mismo número de acres usados para hacer crecer los cultivos de alimentos produce más alimento por acre que si esa tierra fuera reservada para criar ganado. Los alimentos preservados crean desechos desde papel (cartón), metal o cristal que se requiere para empaque. El desecho producido para hacer crecer los cultivos es, en su mayoría, posible de composta; la lechuga no usable, las extensiones de raíces de los vegetales, las cáscaras pueden ser todas usadas de nuevo por cualquier cultivador orgánico.

La Política Cruda servirá como núcleo de un grupo calificado de líderes visionarios cuyas vidas son dedicadas a desarrollar un paso realista de acciones para lograr un futuro más saludable. Estas acciones mejorarán la salud del planeta y nuestro interior y paz planetaria. Ellos impulsarán las elecciones responsables en el pensamiento y la conducta. La desesperación, la desesperanza, la impotencia, y la pasividad terminarán y un programa planetario para las elecciones diarias de la vida emergerán en alineamiento con las leyes de la naturaleza. La Política Cruda eliminará el miedo, la avaricia, la falsedad, el poder basado en el ego, la corrupción, el prejuicio, la autoridad irracional y la necesidad de manipular y controlar el mundo asintiendo en el dominio militar, económico y político en el nombre de la democracia y la libertad. La dominación de otros países, incluyendo a Ecuador, Indonesia, Iraq, Afganistán, y otros, ya sea a través del uso del Banco Mundial o la fuerza bruta militar, cesará de ser efectiva y destruirá al dominador en cuestión de tiempo.

Cuando los viejos poderes que están listos para reconocer que están destruyendo a nadie más que a sus propios niños y nietos, ellos también empezarán a despertar de su miopía y destructividad. El juego Hegeliano de 'divide y conquista', usado por centurias para controlar a la humanidad, será revelado por la trampa siniestra de descorazonar a un grupo de humanos contra otros como una distracción nuestra viendo que poseen ambos lados. Ellos están distrayéndonos de aumentar la contaminación, la destrucción ambiental y las enfermedades que son resultado de su avaricia y deseo de control. El cáncer infantil y la diabetes, un incremento en el cáncer adulto, la ingeniería genética de semillas y árboles, el calentamiento global, la reducción del oxígeno en el aire y muchos métodos de destrucción son frutos envenenados de locura, conducta elitista que cree que un pequeño grupo de humanos auto-interesados pueden poner las vidas y la salud del resto del planeta en peligro para proteger su ganancia continua.

Aquellos que siguen la Política Cruda deben darse cuenta de que ellos son los que emergen y lideran este cambio desde su comunidad de alimentos crudos. Para aquellos que son nuevos en el estilo de vida crudo, nosotros los aceptamos a ustedes, y a sus elecciones alimenticias, como ustedes son. Para adquirir salud óptima, esperamos que usted estudie y evalúe los beneficios de una dieta predominantemente cruda. El mundo necesita su ayuda para adquirir sanidad, la preservación, la mejora del planeta y la paz. Ahora es el momento de cruzar fronteras, respetar nuestras ligeras diferencias, ver la gran imagen, organizar y unir a miles de organizaciones, grupos, e individuos alrededor del mundo. Usando la Política Cruda como base, punto de fusión, y organización de base, nos enrollaremos las mangas para crear una nueva versión de nuestro futuro.

¿Por qué Usted no Puede Perder Peso y Mantenerlo Alejado?

Ya usted conoce los peligros del sobrepeso. Pero por más que trata, aún tiene sobrepeso. Tal vez usted ha tratado de perder peso tantas veces que se ha dado por vencido. Las dietas de pastillas y el conteo de calorías no funcionaron para usted, de manera que usted ha aceptado su destino. La mayoría de las personas necesitan una 'crisis que las despierte' antes de estar listas para un cambio.

La información sobre cómo perder peso está a la disposición de todos. Sí, hay tantos diferentes libros y teorías que es muy difícil escoger cuál es el correcto para usted. Pero su problema es que usted los lee, y aun así se retrasa en cualquier cambio real de largo plazo a su estilo de vida. Usted defiende la forma en que vive por sus propias razones tramadas y continúa cuesta abajo la auto-destrucción, comida por comida, hasta que la enfermedad que usted está creando muestra su cabeza con algún síntoma visible. ¿Puede usted saber cuándo tiene 500 células cancerígenas creciendo en su cuerpo? Probablemente no, ya que no hay forma de probar hallarlas hasta que han crecido lo suficiente para producir un síntoma que se pueda percibir. ¿Puede usted saber cuándo su colon está empezando a desarrollar diverticulosis?

La clave para perder peso empieza en su mente, no en su dieta. Si usted desea tener una actitud positiva y abrir su mente, usted puede empezar a entender qué es lo que le impide hacer cambios en sus elecciones. El cambio es muy difícil porque nuestros hábitos ya están formados y se repiten día a día, haciéndose más fuertes y más reforzados. La fuerza de nuestros hábitos alimenticios y nuestro estilo de vida pueden crear un sentimiento de resignación como si usted intentara la tarea imposible de cambiar todo lo que usted es. Muchos de nosotros, en realidad, nos damos por vencidos y esperamos una crisis que nos despierte, que ocurra en la forma de ataque al corazón, derrame, cáncer, o diabetes.

Usted leerá este artículo y dirá "sí, sí, sé todo eso" y sigue en el mismo camino. Más que despertar su consciencia, usted escoge retrasar, posponer y evitar. Aceptar la responsabilidad de su salud es un asunto que usted ha escogido deferir a su doctor. Pero, ¿cómo puede aprender a encarar su peso si su doctor tiene sobrepeso también?

El Dr. Jason Fung es uno de los más destacados expertos en el mundo sobre ayuno. Él ha logrado entendimiento profundo a través de su carrera como nefrólogo (especialista de los riñones). La mayoría de las enfermedades de los riñones está enlazada a la diabetes y para librarse de los problemas de los riñones, primero se debe manejar el exceso de peso. El Dr. Fung descubrió que el ayuno es mucho más simple que la dieta, y él lo usa como una herramienta poderosa para librar a sus pacientes de los medicamentos y regresarlos a la salud. Él reconoce que el ayuno revierte la diabetes y previene el Alzheimer en la vejez y el cáncer.

Reconozco las buenas intenciones de muchos practicantes del cuidado de la salud y su función de proveer tratamientos especiales y de emergencia. Sin embargo, debo también reconocer los motivos financieros de los fármacos, la cirugía, la radiación, la quimioterapia, de ciertas pruebas y exámenes, libros, CDs, videos, permanencia en hospitales, los procedimientos de líneas de producción de compañías de seguros y compañías de dispositivos médicos. Muchas cirugías contemporáneas cuestan más de US$20,000, aun si el doctor no cierra un corte, el cuerpo lo hace. Todas las modalidades tienen el potencial de ayudar y dañar. Por favor, no olviden que ninguno de ellos sana ni cura. Retiran la causa y el cuerpo sana solo.

PARTE 3:

Integración Holística

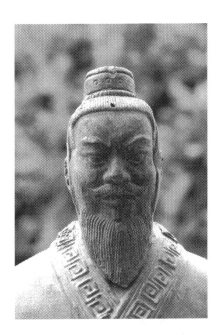

"No importa cuán lento usted avanza siempre que no se detenga." Confucio.

EL FUTURO DEL CUIDADO DE LA SALUD ES INTEGRATIVO

Introducción al Tratamiento Holístico Integrativo

El Tratamiento Holístico Integrativo (THI) [Integrative Holistic Treatment (IHT)] es un método clínico que involucra la combinación flexible y consciente de técnicas de diferentes modalidades terapéuticas basadas en el juicio del terapista en salud. El objetivo del THI es ayudar al paciente, más que proteger la inversión del terapista en un modelo terapéutico particular. Usando cualquier herramienta terapéutica válida y apropiada en el momento mejora el tratamiento. El terapista experimenta un sentido de libertad en relación a la escogencia de la técnica y una licencia para ser creativo en cualquier momento dado. La combinación de estos dos elementos estimula un buen sentimiento en el terapista y sirve para solidificar y mejorar la autoestima del profesional. Estos sentimientos son frecuentemente captados por el paciente y sirven a muchos propósitos constructivos en la terapia. Por ejemplo, un paciente puede volverse esperanzado al captar los sentimientos de su terapista de competencia y puede usar los buenos sentimientos del mismo como un modelo para sus propios sentimientos.

Al ser vistas en el contexto del THI, todas las teorías del cuidado de la salud son excelentes herramientas para el bienestar. Pero al ser usadas en aislamiento, cualquier modalidad será limitante, no siempre servirá a las necesidades complejas del paciente. Usar una modalidad simple limita el entendimiento de los síntomas del paciente. Ella predetermina las necesidades del paciente, así como la respuesta del terapista a esas necesidades, más que estar en contacto con el siempre cambiante estado del paciente. El paciente está hecho para ajustarse al método particular más que el terapista adaptar su método al paciente.

El THI, en contraste, es un procedimiento clínico que ofrece un método de trabajo práctico y flexible creado intuitivamente por el terapista y adecuado a las necesidades individuales del paciente. Éste aprovecha las bases del conocimiento más que uno en particular. Cuando una modalidad falla en volverse un bloque de salud, otra modalidad puede ser introducida con fluidez. Necesitamos recordar que cada teoría sirve como lineamiento al pensamiento más que como el fin pensado en sí mismo. El paciente y el proceso de ayuda deben venir antes del ego y cualquier idea.

Tratamiento Holístico Integrativo: la base de la curación holística

A través del entendimiento y uso del Tratamiento Holístico Integrativo, se pueden formular las bases para la curación holística. Ya que el terapista integrativo adiciona nuevas modalidades terapéuticas a sus estudios originales, ellos desarrollan un sentido de interrelación entre ellas. Gradualmente, él expande su repertorio hasta que un núcleo dinámico de teoría y técnicas empieza a emerger. En lo que ese núcleo crece con la adición de nueva información, una nueva entidad empieza a formarse con vida en sí misma y sus propios sistemas de energía.

La curiosidad y reto que emergen conjuntamente con el uso de múltiples modalidades estimulan la búsqueda de más información. Cada parte de la nueva información es vista como un elemento importante de un todo, con una relación directa y significativa del núcleo dinámico. Se establece cierto marco interior de referencia que promueve la adquisición de más nueva información. El núcleo actúa como imán, extrayendo información similar. Conectarse a la nueva información es experimentado como un "clic" con el núcleo dinámico, más que como una pieza de información de otra modalidad que está tratando de relacionarse a la modalidad original. La conexión es energética y las experiencias terapistas integrativas, una nueva y necesaria pieza de todo el núcleo. En lo que cada nueva pieza se conecta, todo el núcleo dinámico crece y aumenta su capacidad de atraer más piezas. Es como si el núcleo se tornara como un imán más grande y más poderoso con la integración de cada nueva pieza. La nueva vieja dinámica puede temporalmente perder su potencia total, pero el cambio que toma lugar facilita una mayor potencia. Por lo tanto, todo el núcleo se reconstituye y se reorganiza formando un nuevo todo. En esta reorganización de núcleo holística, cada elemento es realmente integrado más que ser enclavado. Este concepto es la verdadera base para la curación holística.

El diagnóstico holístico es un pre-requisito para el tratamiento holístico. Esto puede ser hecho eventualmente por un equipo holístico manejado por líderes de mente abierta, capacitados, no competitivos. Los miembros del equipo estarán suficientemente motivados y comprometidos con este diagnóstico multidimensional y listos para donar parte de su tiempo para aprender. En el THI, al profesional se le pedirá poner a un lado su ego personal y profesional, así como su competitividad. Se esperará de ellos haber adquirido suficiente madurez personal para ser capaces de funcionar productivamente en una situación estructurada suelta bajo un liderazgo competente. Este equipo holístico, como cualquier otro grupo, tendrá un proceso de grupo y dinámico que, en cambio, será parte de un proceso de diagnóstico y entrevista con el paciente. El paciente necesitará ser hábilmente preparado para este examen, que es parte del proceso de curación. La manera en la que el examen inicial pre-equipo es hecha necesitará transmitir una actitud positiva hacia el paciente y ser sensible a sus necesidades. Dar información apropiada al paciente y evaluar sus miedos, escepticismo, cooperativismo, y la perspectiva general es importante. Respecto a la autonomía del paciente es necesario para ellos ser un participante activo en su propio proceso de curación.

La composición de dicho equipo puede variar dependiendo de la disponibilidad de los miembros. Por ejemplo, un equipo de THI puede incluir un doctor alopático, un psicoterapeuta, un quiropráctico, un practicante de la Medicina China Tradicional, un practicante de ayurveda, un nutricionista, un terapista de polaridad, un terapista 'rolfing', un acupunturista, un doctor en osteopatía, y un practicante de la Medicina Funcional. El procedimiento de consulta del paciente evolucionará desde una conferencia pre-examen en equipo. Esta información de pre-examen se entregará al líder del equipo del THI quien asumirá la responsabilidad por cualquier decisión inmediata. El equipo buscará entender las causas de la condición del paciente y cómo consiguió la formación de los síntomas.

Se hace una evaluación del estilo de vida del paciente de manera que pueda desarrollarse el adecuado marco de referencia. Es importante evaluar el nivel de consciencia de la condición del paciente, síntomas, estilo de vida, y sentido de responsabilidad, de manera que el tipo de participación del paciente puede ser apropiadamente medida desde el comienzo. Los cambios repentinos son muy raros, de manera que establecer el objetivo apropiado es importante.

Integración: una revolución en la comprensión del lenguaje corporal

El Tratamiento Holístico Integrativo es sobre la combinación de doctores y tecnología con un más completo conocimiento y entendimiento. Primero escribí acerca de este concepto alrededor de 1970 con la esperanza de apelar para que los psicoterapeutas se asociaran con los médicos para tratar a todo el paciente (mentalmente y físicamente). Hoy, es mucho más fácil y posible aprender mucho sobre nuestra salud y lo que está disponible a nosotros para ayudarnos a curarnos.

Estamos viviendo en la edad de la información, pero tal vez, esto ha sido solo de nombre … hasta ahora. En lo referente a la medicina, la información ha sido retenida por los profesionales que son más adherentes a las autoridades médicas a cargo. Muchas de las opciones del cuidado de la salud alternativa del mundo han estado en práctica por mucho tiempo antes de que la internet elevara su exposición global. Pero es solo recientemente que los practicantes alopáticos han empezado a aprender las disciplinas alternativas ellos mismos. Sus motivaciones pueden haber tenido sus bases en capitalizar las crecientes "tendencias" holísticas de popularidad; sin embargo, el confortante efecto lateral es que ellos terminan ayudando a sus pacientes con este tradicional adicional cuidado de la salud.

No obstante, las prácticas holísticas del cuidado de la salud ya están emergiendo. Estos centros tienen una variedad de profesionales bajo el mismo techo, lo que significa que los pacientes pueden obtener múltiples servicios en una sola ubicación. El siguiente paso importante es que cada uno de estos profesionales abran la comunicación uno al otro acerca de la salud de sus pacientes compartidos, y eventualmente, todos los pacientes en general. Esta discusión podría ser conducida sin los egos de los profesionales libres de sus motivaciones financieras individuales o afiliaciones políticas. Y una meta gigante es dar espacio para que el paciente sea un participante activo en la conversación. Una donación de dos horas de tiempo profesional por semana es la base para el modelo inicial que nosotros proponemos en este libro. Esto puede ser visto como un pequeño paso hacia un noble objetivo, pero será un hito significativo en el progreso del cuidado de la salud que actualmente falta en casi todos los respectos. Esto ofrecerá en mucho en dirección a la mejora del tratamiento del diagnóstico del paciente y la educación de nuestros proveedores del cuidado de la salud como un todo.

Prevención

Mi idea personal de la prevención es ser consciente de, y practicar varios pasos en mi toma diaria de decisiones. El primer paso es entender que el cómo pienso, siento y actúo es básico para la base de mi salud. He hecho muchos cambios en mi propia vida lentamente, notando una falta de conocimiento y llenándola en lo que avanzo. Yo pasé algún tiempo en una pequeña villa en el interior de Viti Levu (una de las Islas Fiyi). Ahí me di cuenta de que la base para la vida es respirar, comer, beber y dormir. Las vidas de los moradores locales eran casi tan simples; ellos tenían un radio en la villa, sin televisión, sin teléfonos celulares, sin autos, y sin ninguna otra de las amenidades lujosas a la que muchos de nosotros estamos acostumbrados. La comida era cultivada y cosechada localmente y yo dormía en un tapete de hierba.

Actualmente, vivo en una finca en Costa Rica. Aquí tengo la posibilidad de concentrarme en obtener aire limpio, agua limpia, alimento orgánico, sueño descansado y ejercicio fortalecedor, todo esto me llevó a la buena salud y a las emociones. La buena comida significa comida viviente cultivada en suelo saludable lo que es naturalmente rico en nutrientes sin el uso de fertilizantes químicos. Esta calidad de alimento es frecuentemente referida como *orgánica*. Aunque a veces se siente confuso al decidir *qué* debemos comer para mantener nuestra dieta *limpia*, afortunadamente, la naturaleza nos provee de frutas, vegetales, nueces y semillas, todo lo cual es relativamente fácil de cosechar cuando se vive en un buen clima para el perenne crecimiento. Las fábricas de alimentos, por otro lado, crean comidas procesadas que son severamente alteradas de su estado natural, cambiando alimento en dinero a través de productos insalubres producidos en masa. Ellos devalúan el contenido nutricional de los alimentos y se enfocan en cambiar el producto resultante en ganancia.

Buen sueño significa dejar que el cuerpo decida cuánto descanso necesita yendo a la cama temprano y siguiendo las leyes de la naturaleza. Este es el tiempo perfecto para meditar y permitir a la mente volverse relajada y dejarse llevar naturalmente al sueño. Mantenerse lejos del monitor antes de dormir también ayuda a preparar su mente para el sueño.

Las buenas emociones son necesarias para nuestra salud, e incluso el amor, la bondad y la compasión. Ellas inspiran, motivan y estimulan la responsabilidad. Las emociones negativas son las dañinas a nuestra salud. Ellas degradan nuestras intenciones, nos sostienen retrasados, nos hacen sentir frustrados, enojados y resentidos, y destruyen cualquier cuidado que tengamos por nuestra salud.

El buen ejercicio significa diferentes cosas para diferentes personas. Aprenda acerca de los diferentes tipos de ejercicio, pruébelos en su cuerpo, intente diferentes clases y construya su propia rutina a través de los años, progresando en lo que usted crece en experiencia. Hay Tai Chi, yoga, entrenamiento de resistencia, aeróbicos, varias formas de artes marciales, deportes, caminar, correr, etc. Cada uno de ellos es benéfico en su propio derecho.

Los cuatro principales tipos de ejercicio son: actividades de paciencia que aumentan su respiración y ritmo cardiaco; ejercicios de fortaleza que hacen a sus músculos más fuertes; ejercicios de balance que ayudan a prevenir caídas (un problema común en adultos mayores); y ejercicios de flexibilidad, que estiran sus músculos y ayudan a su cuerpo a mantenerse ágil. No tiene nada que ver cómo logramos estos cuatro tipos de ejercicios siempre que practiquemos cada uno regularmente. Una onza de prevención vale por una libra de cura.

Diagnosis

Personalmente he experimentado y escuchado de otros acerca de los practicantes del cuido de la salud que tratan a los pacientes sin hacer una amplia evaluación y diagnóstico. Esto es especialmente verdad en los practicantes del cuidado de la salud alopática que rutinariamente prescriben fármacos como un tratamiento automático a los síntomas declarados del paciente. Estos doctores practican la medicina como si tuvieran prisa. ¿Cree que ellos están motivados por el dinero? Yo mismo he sido recetado de espectros de fármacos por parte de dieciséis doctores, ninguno de los cuales diagnosticó la causa de mis síntomas, y muchos de los cuales ni siquiera trataron. Algunos me refirieron a diferentes exámenes de diagnóstico, pero ninguno fue capaz de diagnosticar la causa de mis problemas.

Yo probé con alopatía y practicantes alternativos, se me recetaron infusiones de Vitamina C, cámara hiperbárica de oxígeno, homeopatía, remedios herbales y aun recomendaciones dietéticas. Fue mi propia investigación que me llevó a mi decisión de visitar al neurólogo. Él sugirió que tomara un escáner de Imagen de Resonancia Magnética [MRI - Magnetic Resonance Imaging] después de haber sido diagnosticado con Espina dorsal Comprimida en la nuca. Un nuevo hueso creció después de una vieja lesión que ejercía presión en mis discos y causaba dolor y adormecimiento en varias partes de mi cara y cuerpo. Progresivamente empeoraba por siete años sin una pista del porqué. Buscaba la causa para obtener el diagnóstico apropiado y evitar correr a tratamiento rápido de síntomas sin entender por qué están ahí.

El Dr. Joel Fuhrman, seis veces bestseller del New York Times, y presidente de la Fundación de Investigación Nutricional, se especializa en prevención de enfermedades, y reversión de enfermedades, a través de métodos nutricionales. Él practica la medicina funcional, la cual sugiere que usted estudie (hay un capítulo corto en la sección de modalidades del libro que describe esta práctica). El Dr. Fuhrman cree que los doctores son de ayuda en emergencias, accidentes y quemaduras, pero el 90 por ciento de enfermedades es causado por la mala nutrición. Él ha determinado que los síntomas deben ser tratados en esta causa-raíz de mala nutrición. ¡Imagine que esto viene de un doctor alopático altamente reconocido! Estamos en la vía de cambiar exitosamente al Concepto Holístico Integrativo.

Tratamiento

En la Terapia Integrativa Holística, el tratamiento debe venir solo después de un diagnóstico apropiado, excepto en algunos casos de emergencia extrema, en los que el diagnóstico completo no se ha hecho rápidamente. En el presente, los doctores alopáticos deciden mayormente sus planes de tratamiento de acuerdo a su educación escolar médica que puede ser limitada en su alcance, especialmente cuando se refiere a terapias innovadoras, o antiguas y alternativas. Ellos son cerrados de mente porque están limitados y son limitados porque sus egos profesionales los convencen de adherirse a los tratamientos que conocen.

Cuando el practicante del cuidado de la salud empuña solo una herramienta, ya sea fármacos, hierbas, homeopatía, o algún otro, no puede afirmar que está practicando en interés del paciente. Ellos están profesando ser expertos en una cosa, dando al paciente un falso sentido de seguridad de que su diagnóstico calza con la destreza del doctor. La confianza de un doctor puede empeorar el problema del paciente ya que el cuerpo está destinado a curarse por sí solo. El doctor no cura el cuerpo; sin embargo, raramente un doctor entiende o reconoce esto. En la mayoría de los casos, los doctores no quieren entender ni reconocer sus roles limitados lo que significaría una pérdida de dinero y el estatus del ego.

Debido a la total extensión de su información diagnóstica, el paciente debe estar activamente involucrado en cuestionar su tratamiento. Los pacientes deben ser estimulados a preguntar al doctor cuales son los efectos colaterales y de largo plazo de su tratamiento. El fármaco Omeprazol, es usualmente recomendado para gastritis. Se me ha dicho que lo tome por un mínimo de tres meses para empezar, pero el doctor nunca me preguntó qué es lo que como regularmente. Nunca mencionó que con ciertas combinaciones de comida la droga puede hacer un daño significativo a muchos órganos internos. En los últimos nueve años que he usado mi seguro de salud en

Colombia, se me han recetado al menos cuarenta diferentes drogas. Si las hubiera tomado todas, aun en sucesión, hoy podría estar muerto.

La falta de responsabilidad de un paciente trae un gran costo a su salud. Esto debe ser aprendido, o si no habrá más muertes relacionadas a enfermedades, si los pacientes permanecen pasivos y dependientes del presente sistema de cuidado de la salud lucrativo que está basado en el tratamiento, no en la prevención. El equipo de Tratamiento Integrativo Holístico es solo el paso inicial en un proceso de cambio. El procedimiento en equipo pretende fortalecer la dirección en la que vamos en nuestra salud. Cuando los profesionales hablan uno con el otro, ellos ganan un poquito de respeto y reconocimiento mientras que doman sus egos en el proceso. El concepto de tratamiento se origina del diagnóstico apropiado del estilo de vida del paciente más que del punto de vista de venta farmacéutica o los procedimientos. El tratamiento será más fácil con un giro abogando por estilo de vida responsables, eliminando recetas inapropiadas, y poniendo lejos nuestra actitud perezosa hacia la educación en salud de un paciente.

LA TEORÍA DETRÁS DEL CUIDADO DE LA SALUD HOLÍSTICO INTEGRATIVO

Soluciones Holísticas para la Terapia Integrativa

Aprender disciplina es el objetivo de muchos, pero solo adquirida por algunos. Antes mencioné a mi amigo doctor con el triple 'bypass'. Él tenía la típica mentalidad de "crisis". ¿Cuál tiene usted? ¿La motivación al cambio, o la mentalidad de la "crisis" de 'esperar y ver'? Sin disciplina, los objetivos solo serán sueños. Algunos de nosotros somos disciplinados en lo relacionado a nuestras necesidades de supervivencia. Otros son disciplinados en lo referente a sus egos, como el deseo de ser ricos y famosos. Si usted ya ha desarrollado la disciplina en otras áreas de su vida, ¡usted tiene el poder de aplicar esos mismos principios a su salud! ¡Use cualquier disciplina que ya usted tenga! Yo escogí aprender la disciplina porque quería evitar la enfermedad y aminorar mi proceso de envejecimiento. Yo apliqué la disciplina en las áreas físicas, mentales y emocionales de mi vida. Esto mejora mi espiritualidad. Tengo 87 años, ingiero comida cruda y hago ejercicios 6 días a la semana. No estoy presumiendo. ¡Estoy tratando de motivarlos! El envejecimiento prematuro es un estado que aún estamos aprendiendo a prevenir. Si vemos el estilo de vida de los mamíferos, ellos tienden a vivir 10 veces el número de años que les toma alcanzar la madurez. Los humanos tienen una esperanza de vida de 125 años de edad.[22], lo que significa que, como especie, aún estamos bastante lejos de alcanzar nuestro potencial genético.

---

[22] https://www.nature.com/articles/nature19793

Usted puede burlarse de todos, pero no puede burlarse de su cuerpo. La elección es suya: prevención; o una enfermedad innecesaria, envejecimiento prematuro y pérdida de energía. Aprender disciplina es un proceso y usted necesita estar motivado. La disciplina empieza con pequeños pasos adquiribles y lentamente se construye con éxito en cada paso. Comience cuando esté listo y hágalo por usted mismo, o busque apoyo de profesionales. Convénzase a usted mismo que ahora es el momento de iniciar y tome un paso pequeño en la dirección del cambio cada día. ¡Es realmente así de fácil!

Autodisciplina y Prevención

¿Cómo podemos ayudarnos y ayudarnos unos a otros?

La mente juega un rol crucial en la curación. La aplicación clínica del efecto placebo prueba que al menos una pequeña parte de nuestras mentes es capaz de engañar a nuestros cuerpos en la curación. Muchos pacientes de cáncer hoy están optando por aprender los efectos de la dieta, el estrés, el estilo de vida y más acerca de su salud física. Los pacientes de cáncer de ayer se sintieron indefensos y se sometieron a la radiación y a la quimioterapia sin considerar primero hacer algunos cambios en sus vidas.

En lo que usted lee los siguientes capítulos, considere su propia historia médica personal (las enfermedades que ha tenido y cómo fueron tratadas en ese momento). Los practicantes y los pacientes, pregúntense: ¿qué habrían hecho diferente en sus procesos de tratamiento si hubiesen tenido más información en ese momento? Piense acerca de la diferencia entre tratar el síntoma de una enfermedad y hallar la causa-raíz de la misma. ¿Qué está el paciente experimentando durante el tiempo con su practicante? ¿Qué efectos psicológicos podría estar teniendo el tratamiento? ¿Contribuye el tratamiento al diagnóstico? ¿Qué procedimiento de cuidado de la salud le gustaría tratar, o qué combinaciones de modalidades escogería?

Las Técnicas del Cambio

Cuando usted esté listo, los siguientes pasos son sugerencias para aprender a lograr el cambio:

1. Auto-observación — El ego que observa (su ojo externo, observándose a usted mismo desde la distancia) es usado para localizar el área particular en la que el cambio es deseado o necesitado. Este puede ser su nivel de estado físico, su dieta, sus problemas de piel, dolores, (cualquier cosa que *sabe* que necesita un cambio). Para que la auto-observación tome lugar, usted necesitará estar motivado para mirarse a usted mismo honestamente. Esto es fácil de hacer cuando usted está listo para mirar. No se requiere criticismo, solo observación. Por ejemplo, usted puede mirar su nivel de condición física y preguntar si el ejercicio diario mejorará su condición. Usted puede también mirar la dieta y deseo de mejorar la calidad y cantidad de su toma de alimento. La auto-observación es el paso necesario que afirmara su intención para cambiar, y eventualmente, ayudarse a establecer sus metas.

2. Auto-aceptación — Lo que sea que exista ya es aceptado. Por la naturaleza de su ser, usted pertenece aquí. Su experiencia no está errada ni incorrecta, pero usted puede cambiarla en el curso de su vida. Las actitudes negativas, o de auto-odio, es mejor dejarlas atrás porque es necesaria la real aceptación de usted mismo para ir hacia delante. Para cambiar, usted debe aceptar que merece un futuro positivo independientemente de su pasado. Entender el cómo y porqué de una situación particular en sus raíces históricas es útil si ciertos patrones de pensamiento se mantienen recurriendo en su mente consciente. Cuando las razones para algo son conocidas, su racionalidad se aseverará y reclamará aceptación por lo que es, con una actitud de ir hacia adelante en una dirección activa escogida. Cuando la auto-aceptación es abordada de este modo, cualquier actitud de negatividad o auto-odio será atenuada por su intención razonada.

3. Evaluación de sus pasos potenciales al cambio — Después de establecer su intención al cambio, tome su inventario de qué

opciones están disponibles para ayudar al cambio. Usted puede tener un asunto complejo que le gustaría abordar tal como uno en que un amplio examen físico será necesario para hacer sus músculos fuertes, resistentes, nivel de colesterol, funcionamiento del corazón, etc. Una evaluación hecha en el área de la dieta puede tornarse en una evaluación en curso en lo uno se vuelve constantemente consciente de más información y nueva información. Este es un paso que estará en curso y crecerá junto con su propio progreso en su vía al cambio.

4. Se fijan nuevas metas — El establecimiento de nuevas metas depende de la cantidad de información que usted haya tomado acerca de su situación actual. La cantidad de esfuerzo puesto en el paso 3 determinará cuánto de cambio sus metas traerán a su vida. Junte su información recolectada cuando esté suficientemente motivado y luego establezca metas más sofisticadas y escríbalas paso a paso, en el plan diario. Use calendarios existentes, calendarios, planeadores, apps (cualquier cosa que le ayude a ver sus metas todos los días cada día.

5. Establezca objetivos limitados para lograr el sentimiento de éxito — Un objetivo limitado es uno que tiene garantizado el éxito. Este paso es usado para adquirir las grandes metas que usted se fijó en el paso 4. Los objetivos deben ser tan limitados para empezar que ellos deben ser absolutamente adquiribles. Cada objetivo debe necesita ser dividido en sus más sensibles componentes. Es raro para cualquiera hacer un cambio radical en hábitos viejos y mantener ese cambio el resto de su vida. El objetivo de una hora de ejercicio diario puede empezar con un minuto, tres veces a la semana. Si un minuto es demasiado largo, redúzcalo a treinta segundos. Este cambio es un paso clave. Aquí, un nuevo hábito está siendo formado a través de la repetición. Tres minutos de ejercicio a la semana es de vital importancia para hacer un cambio en su condición física. Mantenga esta rutina hasta que sea hecha por varias semanas para solidificar su motivación al cambio.

6. Acepte el ritmo lento del cambio — Reconozca que la naturaleza del crecimiento es gradual, de manera que establecer sus expectativas altas desde el puro inicio no ayuda. Siguiendo el ejemplo, si usted

de repente pasa de un minuto a treinta minutos de ejercicio, los procesos interiores (ambos, fisiológicos y emocionales) no tendrán suficiente espacio para tomar lugar. Ambos, su cuerpo y su mente necesitan cambiar en una forma gradual en la misma forma en que usted no gana peso de la noche a la mañana. Se requiere tiempo y paciencia de usted para aceptar este ritmo lento del cambio. Aceptar este concepto ayuda con la preparación para lo que viene, haciendo un balance de su cuerpo y las nuevas, pequeñas adiciones que usted está poniendo a sus metas. Después de un minuto de ejercicio diario, es más fácil, aumentar a dos minutos, o más. Esto puede tomar varias semanas de periodos de un minuto hasta que ocurra un deseo o empuje interior para incrementar el tiempo. Este es un proceso interior en desarrollo, como una semilla que empieza a germinar. Habrá una buena disposición interior y un deseo espontáneo de que ocurra. Una parte importante de este concepto es mantenerse en contacto con usted mismo y ejercitar su consciencia también.

7. Encuentre gozo en el proceso — Cuando el cambio ocurre desde adentro, usted experimentará el proceso como una parte integral de su crecimiento. La combinación de esfuerzo sostenido y buena disposición interior para los cambios hacen que se abra el camino para el siguiente paso. Cada nuevo paso lleva al siguiente hasta que las sub-metas sean logradas, y finalmente la meta misma puede ser adquirida. Cada uno de estos logros trae un profundo sentido de satisfacción ya que cada sub-meta es lograda. Observar su propio proceso de crecimiento gradual tomar lugar le da gratificación psicológica. Cada nuevo incremento en tiempo refuerza la sub-meta anterior. Aumentar de dos a tres minutos de ejercicio es una declaración de éxito y crecimiento continuado. Mantener la capacidad de un minuto de ejercicio ya no es cuestionable y su confianza ahora está siendo desarrollada en tiempo real. Esta confianza lleva al reconocimiento de cómo este proceso puede ser aplicado a otras áreas de su vida, por lo tanto, tornándose una parte integral de su personalidad.

8. Permita regresiones — Durante el curso de cambio, puede ocurrir regresiones. Ellas deben ser levemente aceptadas y no

permitir que se tornen destructivas. Después que ocurra cualquier regresión, repita los pasos de 1 a 7. Todos necesitamos permitir esta parte natural del proceso de crecimiento llamada 'regresión.' Estos son tiempos en los que la vida no procede de acuerdo al plan. La regresión puede ocurrir por varias razones e interrumpir la constancia de su progreso. Por ejemplo, sentirse deprimido, enfermar o tener una emergencia, pueden causar que se pierda el ejercicio un día. Esto está bien y probablemente ocurrirá. No ponga energía en un día perdido. Simplemente continúe el programa el siguiente día.

9. Maneje sus pensamientos — Para hacer los pasos de arriba, es importante y necesario darse cuenta de que usted debe cambiar cómo piensa. Nuestros pensamientos son capaces de crear sentimientos y emociones. Los nuevos pensamientos que usted está construyendo necesitarán ser conectados a nuevos sentimientos y nuevas emociones. Una herramienta útil para construir conexiones saludables entre nuestros pensamientos, sentimientos y emociones es recordar que todo usted está conectado a su corazón. Viva como si la nueva conducta que usted desea adquirir ya está en movimiento de manera que usted se comporte y actúe como si estuviera en esos cambios y experimentando los beneficios de estar en un nuevo lugar. Este concepto no es nuevo y viene del Viejo Testamento de La Biblia, entre otras escuelas antiguas de pensamiento. Crea en usted y practique haciendo lo que sus nuevos pensamientos le permitan hacer. En lo que usted practica estos pensamientos ganará nueva fortaleza hasta que se manifiestan totalmente en su vida. No repita más sus viejos debilitantes pensamientos de manera que no interfieran con su proceso. Cuando sus viejos pensamientos arriben, acepte que ellos ya tuvieron su tiempo y lugar y que usted ya se ha retirado de ahí.

Cuando estos 9 pasos sean aplicados, el cambio inevitablemente ocurrirá. En lo que el éxito en hacer un cambio es adquirido, la capacidad de hacer cambios aumenta. Desarrollar confianza en el proceso y en usted mismo, le hará posible experimentar mayor libertad personal, descargado de la duda. Con la confianza a la mano, no hay otra razón que usted mismo para prevenirlo de desarrollar más disciplina, especialmente para su buena salud, sus objetivos y su vida.

Alternativas para tomar el camino a la integración personal

Hay 3 caminos fundamentales que la medicina alopática puede tomar hoy. No todos son iguales, de manera que revise y considere cómo se alinean sus elecciones personales con estos 3 caminos:

Camino #1: Los doctores pasan tiempo aprendiendo sobre consciencia

Ya que el doctor será probablemente paciente un día, los doctores serán aconsejados a tener la paciencia y el honor de dar al menos una hora por semana de su práctica usual pagada, y dedicar ese tiempo a aprender de otros profesionales de la salud, variando las prácticas y las tradiciones. Cada profesional debe reconocer los límites de su modalidad practicada, y aprender que ellos no saben todo lo que hay que saber en su propia profesión; ni tampoco saben todo acerca de la salud y el bienestar de la gente que tratan. El objetivo que proponemos para los curadores de todos los tipos es querer ayudarse uno al otro (gratis, lo que es un enorme paso para un doctor de mente financiera). Es hora de que los profesionales en cuidado de la salud piensen en el futuro; para querer tener un corazón para sus pacientes, y querer curar las causas de la enfermedad más que enfocarse solo en el tratamiento de los síntomas. Algunos doctores creen que ellos están en control de la salud y el bienestar del paciente. Estos doctores necesitan ganar distancia desde sus egos y lograr la perspectiva de la auto-observación.

Camino #2: Las compañías de seguros logran consciencia

Cuando los doctores alopáticos empiecen a adoptar la medicina alternativa en su práctica diaria, las compañías de seguros de la salud empezarán inevitablemente a perder dinero al no recetar fármacos. Si trabajamos como un equipo e invitamos a los doctores que practican la medicina alternativa a las compañías de seguros, esto asegurará la posición de las compañías que sabrán que servir es un gran bien.

Camino #3: Los gobernantes ganan consciencia

El gobierno ahorrará el dinero de los contribuyentes cuando alineen su apoyo al cuidado de la salud con más valores holísticos. Los fondos como el Obamacare en los Estados Unidos están sufriendo a causa de la enorme presión puesta en él por una población masivamente insalubre. La salud de la gente mejora cuando el gobierno apoye programas donde la gente se cure a sí misma, más que principalmente apoyar los seguros de la salud y las industrias farmacéuticas.

El interés está creciendo en el Tratamiento Integrativo Holístico

El Dr. Daniel J. Benor, MD, sugiere que hay un marcado interés en el cuidado integrativo. Éste puede ser hallado en la mezcla de la Medicina Complementaria Alternativa (Complementary Alternative Medicine - CAM) con la práctica médica alopática. Esto puede ser motivado por las demandas de pacientes por servicios que complementen el cuidado médico alopático, o puede también ser motivado por una consciencia de los proveedores del cuidado de la salud acerca de las oportunidades económicas. En una menor, pero creciente extensión, el cuidado integrativo es motivado por una consciencia del proveedor de cuidado de la salud de los beneficios de las terapias complementarias.

El Dr. Benor dice:

"Los procedimientos 'wholísticos' ['who' del inglés 'quién'] considera a la persona 'quien' tiene la enfermedad más que a la enfermedad que tiene la persona. Los procedimientos wholísticos empoderan a los pacientes a participar en el cuidado de su salud. Ellos mejoran la integridad y el espíritu de dignidad en el encuentro curativo entre los buscadores y los dadores del cuidado (que están constantemente bajo presiones de tiempo y restricciones monetarias que erosionan sus roles como dadores de cuidado). Las terapias complementarias introducen filosofías y métodos de cuidado de la salud que promocionan el cuidado de la persona como un todo y reconocen el lugar y las necesidades del dador de cuidado en este proceso."

PARTE 4:

El Cuerpo se Cura a sí Mismo

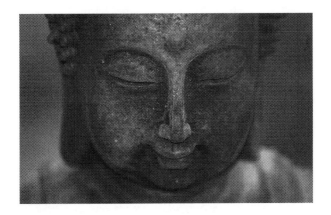

"Sin salud, la vida no es vida; es solo un estado de languidez y sufrimiento, una imagen de muerte." Buda.

Eres una gota de lluvia
En este mundo insano
Mientras caes por el cielo
Haces tu silencioso grito
El gran río que llenas
Sientes la emoción apresurada
Yendo por rápida corriente
Justo como tu joven sueño
Con tus ilusiones salvajes
Y tus nuevas confusiones
Y abajo … abajo vas
Parte del gran espectáculo
Y luego, desapareces
Y pierdes tu miedo aprendido
Eres parte del océano
Una gran ola en movimiento
Y luego te vaporizas
Sin lágrimas en tus ojos
Y entre las nubes vas
Para repetir el espectáculo
Eres una gota de lluvia
Olvidando todo el dolor

Dr. Walter J. Urban

MOTIVACIÓN Y COOPERACIÓN

Con todo lo anterior en mente, ahora depende de usted entender y practicar en qué se tornará el futuro de la medicina. Este es un proceso *evolucionario*, donde existe resistencia al aprendizaje y al cambio, pero como podemos ver, el crecimiento ha iniciado. Las ideas presentadas en mi libro de 1978, Terapia Integrativa: Fundamentos de Holística y Auto-Curación prescribe esta base para el cuidado de la salud, pero fueron prematuros para la actitud del periodo de tiempo en el que fue publicado.

Ahora, la semilla plantada ha empezado a germinar.

Importantes Series Documentales en la Internet

Hay un número de encuentros cumbre disponibles 'online' y en formatos de video todo lo cual usted puede ver en vivo. El medio de internet ha permitido la publicación y diseminación más fácil y barata de trabajos inventivos e innovadores. Hay una lista creciente de practicantes e investigadores en el cuidado de la salud, que desean compartir las nuevas técnicas que han desarrollado, que ofrecen servicios a la comunidad de gente que está experimentando las mismas necesidades y compartiendo los mismos beneficios.

Abajo hay una corta lista de encuentros cumbre y series documentales que han sido de difusión continua en la internet:

- La Planta Sagrada   [The Sacred Plant]
- Longevidad Humana   [Human Longevity]
- Cumbre Keto Edge   [Keto Edge Summit]
- Cumbre de la Diabetes   [The Diabetes Summit]
- Cumbre de la Revolución de los   [Food Revolution
  Alimentos   Summit]
- El Plano de la Energía   [The Energy Blueprint]
- Secretos de Salud de la Biblia   [Bible Health Secrets]

Estos son cruciales para conocer y entender porque muestran el progreso de nuestro entendimiento y son un paso en la dirección hacia el cambio global. Compartiendo estas cumbres en forma gratuita, primero, estos productores de series muestran que les preocupa primero la salud, y hacer dinero, en segundo lugar. Abajo hay unas pocas descripciones seleccionadas de tres de las cumbres de salud actualmente 'online'.

Más Allá de la 'Quimio'

Dieciocho de los mejor conocidos doctores de cáncer y expertos en el tema se juntan para revelar los tratamientos naturales y seguros que la industria del cáncer, de $100 billones, no desea que el público sepa. Estos expertos discuten las alternativas a la quimio probadas seguras, la radiación, y la cirugía en una serie de videos gratis de 6 partes.

Los temas abordan Más Allá de la Quimio e incluyen: ¿cómo la medicina de la corriente principal se beneficia de las enfermedades? ¿por qué el procedimiento 'un tamaño calza a todos' raramente funciona? ¿qué tratamientos alternativos funcionan?

Episodio 1: Mike Adams, Dr. Paul Anderson, Dr. James Forsythe y Dr. Patrick Quillin

- La VERDAD acerca de la industria del cáncer. ¿Cómo obtienen ganancias de la enfermedad? ¿Por qué harán cualquier cosa para mantener a la gente lejos de saber sobre las terapias alternativas?

- ¿Por qué los tratamientos de la "corriente principal" como la quimioterapia, la radiación y la cirugía frecuentemente no son la mejor opción? Plus procedimientos alternativos.
- El paso #1 a tomar tan pronto como el paciente recibe el diagnóstico.
- Los peligros de la oncología "Betty Crocker" y porqué la medicina de la corriente principal obliga a los pacientes a tomar este procedimiento (advertencia: esto puede fastidiar a algunos ejecutivos de Grandes Farmacéuticas).

Episodio 2: Dr. Josh Axe, Dr. Michael Murray y Doug Kaufmann

- La verdad, causa raíz del cáncer (no tiene que ver nada con la genética).
- Cómo la FDA [AAM] secretamente envenenó los alimentos que comemos y cómo estos químicos tóxicos silenciosamente causan que las células cancerosas crezcan a un ritmo rápido.
- ¿Por qué usted DEBE tratar al cáncer como a un hongo? (ESTA ES LA RAZÓN por la que la mayoría de los tratamientos de la corriente principal fallan).
- Un simple retoque dietético que destruye el cáncer desde la raíz (y cómo el Dr. Josh Axe usó este procedimiento para ayudar a su madre a vencer el cáncer de senos).

Episodio 3: Dr. James Forsythe, Dr. Paul Anderson y Dr. Frank Shallenberger

- El tratamiento de 3 partes que es 34 veces más efectivo que la quimioterapia (¿Es ESTE el más poderoso tratamiento del cáncer jamás descubierto?).
- ¿Cómo hacer que las células cancerosas mueran de hambre usando la terapia "Elemento 8" del Dr. Shallenberger?
- Un nuevo tratamiento del cáncer que está llevando a la industria médica a una tormenta.
- El procedimiento exacto que el Dr. Forsythe usa en sus pacientes y ¡cómo tienen una tasa de sobrevivencia de un 70%! (compare

eso con una tasa de sobrevivencia del 2% para la medicina convencional).

Episodio 4: Dr. Nasha Winters, Dr. Fred Pescatore y Dr. Isaac Eliaz

- La impactante, pero verdadera historia, de cómo la Dra. Winters venció el cáncer de ovarios en ella misma exactamente con el protocolo que ella usa para mantenerse libre de cáncer.
- Siete suplementos que USTED debe tomar para enviar el cáncer a remisión.
- La dieta anti-cáncer #1. Ya sea que usted tuvo un diagnóstico reciente o está tratando de prevenir una recurrencia.
- Una "fruta" extraña que el Dr. Isaac Eliaz usa con los pacientes en su práctica personal que tiene una tasa del 80% de éxito en vencer al cáncer.

Episodio 5: Dr. Geo Espinosa y Dr. Lise Alschuler

- El Método "CapLESS" ["SINTapa"] del Dr. Espinosa para vencer el cáncer de próstata.
- Cómo el Dr. Lise Alschuler venció el diagnóstico de cáncer de seno. Y cómo mantiene al cáncer sin regresar.
- Un simple "hacker del estilo de vida" que está ahora científicamente probado reduce su riesgo de cáncer de seno en 80%.
- HOMBRES: ¿Es el test PSA ([Prostate Specific Antigen] (Antígeno Prostático Específico) un escaneo? ¿Y qué pacientes con marcadores deberían buscarlo en su lugar?

Episodio 6: Dr. Nasha Winters, Dr. Lise Alschuler y Dr. Frank Shallenberger

- Cinco pasos para evitar que el "cáncer regrese".
- ¿Sabía usted que el 70% de los sobrevivientes del cáncer tienen una recurrencia en 10 años?
- El protocolo anti-cáncer exacto que el Dr. Shallenberger usa con sus pacientes.

Cumbre de la Planta que se Ajusta

Esta cumbre responde la importante cuestión "¿cuáles son los beneficios del estilo de vida en base a una planta?" con el testimonio de expertos como el Dr. Michael Greger, el Dr. Joel Fuhrman, el Dr. Neal Barnard, el Dr. Michelle McMacken, el atleta olímpico Dotsie Bausch, Jeff Morgan, y otros. Estos expertos en salud discuten cómo un simple acto (como lo que comemos) puede impactar en muchos niveles. Ellos sugieren que es a través de nuestra dieta que podemos emanar poder sobre nuestra salud, bienestar y sobre la vida.

Esta cumbre cubre todos los aspectos de un estilo de vida saludable en nutrición, condición física y mentalidad.

La Verdad Acerca del Cáncer: Una Cuestión Global

Episodio 1: La Verdadera Historia de la Quimioterapia & El Monopolio Farmacéutico.

Episodio 2: Hechos y Ficciones Sobre el Cáncer, el Cáncer de Senos, Hormonas, Cáncer de Piel & Aceites Esenciales.

Episodio 3: Virus que Matan el Cáncer, las Células Madre del Cáncer, GMOs [OGMs], Jugos & Comiendo el Arco Iris.

Episodio 4: Excito-toxinas que Combustionan el Cáncer, Farmacia de la Naturaleza y Curación del Cáncer con Sonido & Luz.

Episodio 5: Puntos Ciegos que Causan el Cáncer, Vacunas Tóxicas, Homeopatía & El Poder de las Emociones.

Episodio 6: El Efecto NOCEBO, Vacunas Curativas, Desintoxicante Avanzado & Entrando a una Clínica del Cáncer Alemana.

Episodio 7: Cure el Cáncer con Electricidad Limpia, Agua Única, Luz del Sol Natural & Combinando Súper Alimentos.

Episodio 8: Cannabis, Cambios Epi-Genéticos de la Naturaleza, Péptidos & Curación con Terapia de Micro-Nutrientes.

Episodio 9: Conquistadores del Cáncer & Sus Poderosas Historias de Victoria.

Cumbre del Poder Curativo de los Alimentos

"El alimento siempre ha sido mágico para mí. Cura, Conforta. Inspira y nos trae gozo a través de nuestras vidas. No hay nada más que tenga este tipo de poder."

"Aun después de una vida estudiando el alimento y la nutrición, estoy sorprendido por la magia inherente de la naturaleza y la comida que ella nos da. Si usted piensa en ello, el alimento es nuestra conexión directa con la naturaleza. Ella interactúa con nuestros cuerpos en formas aparentemente complejas y milagrosas."

"Él juega un rol principal en la composición de las células a través de nuestros cuerpos e influencia cómo funcionamos, pensamos y aun cómo sentimos".

"Ahora, una nueva era de conciencia sobre el alimento está emergiendo; la gente está preocupada tanto acerca de su aspecto saludable, y de la diversidad de los alimentos, como de su sabor."

"Con la epidemia de la obesidad, la diabetes, el cáncer y otras enfermedades relacionadas a las dietas explotando en el mundo entero, las mejoras en la calidad del alimento que comemos no ocurre suficientemente pronto."

Dr. Michael Murray

Centros de Bienestar Holístico

Además de los encuentros cumbre online, los Centros de Bienestar Holísticos están empezando el camino de la terapia integrativa juntando múltiples modalidades bajo un solo techo. Abajo hay tres ejemplos de increíbles centros de cuidados de la salud hechos para reunir muchas terapias para la curación holística de pacientes.

Centro de Bienestar 'Live Young Sky Lakes'

La misión del Centro de Bienestar Live Young Sky Lakes en Klamath Falls, Oregon es empoderar a cada uno (una) a vivir una vida más saludable practicando la medicina preventiva. Ellos intentan demostrar un modelo más efectivo de cuidado de la salud que fortalece la salud y el bienestar a través de prevenir y revertir enfermedades crónicas, políticas comunitarias e innovación.

Los valores del centro incluyen:

1. Abordar el cuidado de la salud en forma diferente creando soluciones únicas e innovadoras a través de esfuerzos multidisciplinarios.
2. Empoderar a los pacientes y a la comunidad.
3. Proveer un ambiente libre y seguro del juicio, del prejuicio, del sesgo y del estigma.
4. Proveer acceso a los servicios de los Centros de Bienestar a todos.
5. Crear un cambio positivo dentro de la comunidad.

Practicar un estilo de vida haciendo elecciones conscientes mientras se mejora la calidad de vida y el bienestar como foco primario de los servicios ofrecidos en Sky Lakes. Después de ofrecer exitosamente programas de bienestar a los empleados de Sky Lakes y a sus esposas, el centro se expandió a ofrecer sus servicios al público general.

El personal ofrece a los participantes, clases de manejo de estrés y/o pérdida de peso, así como cursos de comidas conscientes y cocina saludable. Los individuos se reúnen uno a uno en el año para clases, atendiendo visitas uno a uno con un dietista y un médico, y se reciben otras actualizaciones en salud. Todos programas están enfocados en el cuidado preventivo personalizado en lugar de un procedimiento reactivo estrictamente.

El personal de Sky Lakes esperan que las compañías de seguros puedan, en algún momento, cubrir el costo de sus servicios. Ellos estimulan a todos los pacientes abordar sus compañías de seguros a ver si desean reembolsarlos. Por ahora la clínica solo es auto-suficiente.

Instituto de Bienestar Ed & Phyllis Davis del Hospital en Southampton

El Instituto de Bienestar Ed & Phyllis Davis fue formado hace varios años para usar la medicina de mente / cuerpo para promocionar la salud y el bienestar en sus pacientes. Sus clínicos proveen a los pacientes un procedimiento integrativo a la medicina, empoderándolos a ser proactivos en su propio manejo de la salud ofreciendo una amplia variedad de servicios y clases para ayudar a los pacientes a lidiar con su enfermedad. Ellos también ofrecen sus servicios a pacientes saludables que desean continuar viviendo un estilo de vida saludable.

Este instituto de bienestar reconoce que el estrés tiene un impacto negativo en el sistema inmune. Controlando el estrés, ellos creen que el cuerpo está mejor preparado para sanar y reaccionar a la medicina estándar. Ellos creen que llevar un estilo de vida saludable es parte central para el manejo de enfermedades y mantener a los pacientes saludables. Su programa de medicina funcional se enfoca en prevenir la enfermedad más que en tratar síntomas existentes. Echando una mirada amplia al paciente, sus doctores de medicina funcional son capaces de evaluar qué amenazas encara un paciente en el futuro y a manejar sus problemas actuales.

La Administradora del Programa Jessica Swiatocha dice que "cuando usted va a la oficina del doctor, ellos le dan una receta, pero nosotros buscamos la otra opción, lo hacemos sentirse como un todo (no solo arreglar parte del problema)."

El Instituto utiliza una variedad de tratamientos, servicios y terapias para ayudar a los pacientes a lidiar con sus necesidades específicas, incluyendo terapia de masaje, consejo nutricional, acupuntura, hipno-terapia, bio-retroalimentación, entrenamiento del personal, yoga, Pilates, Tai-Chi, terapia del arte, meditación y mucho más. Ellos también ofrecen programas que ayudan a los pacientes a manejar la pérdida de peso, la enfermedad del Parkinson, el cáncer de senos, enfermedades cardiacas y diabetes, entre otros.

Swiatocha dice: "siento fuertemente que el futuro de la medicina es la medicina integrativa, y que tener un paciente se vuelve una parte proactiva de su cuidado de la salud, y ser participante en lugar de que se le diga a uno tome esto o aquello, es lo que la gente hoy busca."

Instituto de Bienestar Sócrates en Costa Rica

El Instituto de Bienestar Sócrates provee a los pacientes una experiencia práctica en implementar cambios en la vida para vencer todas las enfermedades y dolencias, y usar el conocimiento ganado para preservar su estado de bienestar para toda una vida.

Los líderes de este instituto categóricamente niegan cualquier habilidad para curar cualquier enfermedad. En lugar de eso, ellos ofrecen sus habilidades para enseñarle a curarse a sí mismo. Ellos reconocen que el único curador es su propio cuerpo.

Su intenso programa de inmersión lleva al participante a todos los aspectos del bienestar. Ellos enseñan las habilidades de continuar curando y a alcanzar un estado total de bienestar con la habilidad de sostenerlo para toda la vida. El Instituto de Bienestar Sócrates condena el tratamiento con uso de fármacos, cirugías, radiación o quimioterapia. Como niños de la Madre Naturaleza, nuestro camino al bienestar está basado exclusivamente en exactamente en todos los elementos naturales ya que son proveídos en abundancia por la misma Naturaleza. Los participantes llevan a casa una re-introducción de lo que ellos ya saben muy dentro de su 'supremo ser'. Ellos enseñan un estado de consciencia que ha sido suprimido u olvidado por un sistema que hace billones de dólares en ganancias vendiendo píldoras e inyecciones. El Método de Bienestar Sócrates, por otro lado, es un estilo de vida aprendido y totalmente efectivo.

El Bienestar Sócrates es diferente porque determinar las causas-raíz a los problemas requiere un amplio análisis de muchos factores que requieren considerable tiempo para descubrir y de correlación. Para rectificar esta causa-raíz y traer de vuelta el complejo cuerpo-mente-espíritu al homeóstasis, el Instituto de Bienestar Sócrates prescribe adoptando los cambios de estilo de vida que ayudan a la persona a retornar a su natural el estado de balance. En otras palabras, las enfermedades tienen sus raíces en problemas de estilo de vida que fuerzan lo complejo a un estado de desbalance energético, un estado no natural que se curará a sí mismo cuando las condiciones lo permitan. Nadie puede curar a otro. El complejo cuerpo-mente-espíritu puede y va a sanarse a sí mismo.

LA MENTE, LAS EMOCIONES
Y EL ROL DEL ESTRÉS

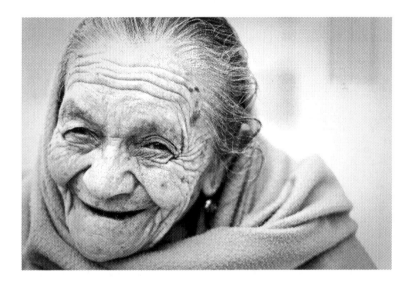

"Las emociones son el motivador de la humanidad y su guía omnipresente."
Thomas Lewis.

Sabemos que el cuerpo posee su propia inteligencia. Se cura a sí mismo sin la necesidad de nuestras interacciones conscientes de la mente como puede ser observado en el cierre de un corte. Esta *inteligencia corporal* puede ser usada para la auto-curación cuando usted aprende a hablar el lenguaje de su cuerpo con su mente consciente. El cuerpo le dice a la mente cuando algo anda mal. La mente le habla a la propia "inteligencia" corporal para energizar las células sanguíneas, limpiar el corte, y aliviar el dolor rápidamente, aligerando la circulación en el área del dolor y despejando los desechos en la forma de costra.

Sintonícese a la inteligencia de su cuerpo. Tómese el tiempo para sintonizarse en él al tiempo que usted elimina lo que ya no sirve en la búsqueda de sus metas. Vuélvase consciente de dónde tiene incomodidad. Marque el área exacta y la intensidad de la incomodidad. Considere cuáles pueden ser las causas, o causa, de su incomodidad. Enfoque la mente en la curación e invite a la cooperación de su mente, cuerpo y espíritu. Espere que la incomodidad o el dolor lleguen en forma tardía sin daños, y use la mente, el cuerpo y el espíritu para unificar la intención de la sanación con la directriz viniendo de la mente consciente.

El cuerpo puede, y se cura solo. Quiere mantenerse y tener buena salud. Sabe que necesita buena nutrición y la eliminación de todas las fuentes de toxinas. Su conocimiento de esto se remonta a la condición de la salud de su madre cuando estaba embarazada. Comer alimentos enteros, vivos, naturales es crucial para dar a su cuerpo la nutrición que requiere, y para transferir ese conocimiento de lo que siente para comer totalmente saludable para beneficio de los niños. Eliminar lo que daña al cuerpo es la otra mitad del proceso. Ambas lecciones son importantes para cosecharse a sí mismo, y pasarlas a la inteligencia corporal genética de su familia.

El rol de la mente en la salud

Nuestros seres totales están compuestos de cuerpo, mente y espíritu, y las interacciones entre ellos. La civilización, también, está obligada a avanzar en lo que trabajamos juntos. Trabajar juntos para aprender de la naturaleza, y para aprender uno del otro, lo cual es el pilar del futuro de la curación (ambos, como individuos y como planeta).

La idea de la buena salud puede ser tan simple como dar al cuerpo, a la mente y al espíritu lo que necesitan, mientras que se elimina lo que no se necesita para funcionar óptimamente. En lo que las investigaciones avanzan, las necesidades del cuerpo son mejor entendidas. Esto es especialmente cierto para las necesidades nutricionales del cuerpo. La investigación actual, perteneciente a las necesidades nutricionales del cuerpo, está enfocada en definir los correctos tipos de grasas.

Pero, nosotros debemos ir más allá de las necesidades del cuerpo y además poner atención a nuestra necesidad para hallar y crear un ambiente de curación en la mente, y específicamente en nuestras emociones y sentimientos. Una relación tóxica puede ser el mayor impedimento para su digestión de la buena nutrición porque las acciones negativas en la relación estimulan las emociones negativas que crean sentimientos negativos en la persona. Antonio D'Amasio, profesor de neurociencia en la Universidad de la California, y autor de varios libros en la materia, lo explica así: "Los sentimientos son experiencias mentales de los estados del cuerpo que surgen en lo que el cerebro interpreta las emociones, los estados físicos de ellos mismos provienen de las respuestas del cuerpo a estímulos externos. (La orden de dichos eventos es: estoy amenazado, experimento miedo y siento.)"

Dr. Bruce Lipton, autor de The Biology Of Belief: Unleashing The Power Of Consciousness, Matter And Miracles [La Biología de la Creencia: Desatando el Poder de la Consciencia, la Materia y los Milagros] (2005), habla de los pensamientos como formas de energía capaces del movimiento y la acción. La fortaleza del pensamiento se empareja directamente a la fortaleza de la voluntad. Practicar el control mental nos permite seleccionar nuestros pensamientos y controlar nuestras vidas. Si somos capaces de eliminar los pensamientos negativos de nuestras mentes, podemos tener la energía para concentrarnos en lo que es bueno para nosotros. Cuando usted hala la maleza en su jardín, las buenas semillas tienen el espacio para crecer. En este libro trascendental sobre el poder de la mente, el Dr. Lipton describe en detalle cómo pueden los pensamientos afectar las células en nuestros cuerpos. El funcionamiento apropiado de las células es la base de la buena salud. Nuestros pensamientos, conscientes e inconscientes, afectan nuestro cuerpo. La mente puede tornarse una poderosa herramienta para la salud y todos los pensamientos son importantes de considerar en el análisis de la salud.

Algunos científicos han teorizado que el ADN puede ser reprogramado por palabras y frecuencias. Nuestras mentes no están separadas de nuestros cuerpos, órganos y células individuales. Cada una de estas unidades es afectada por el amor, los pensamientos y las emociones. Abordar cada una de estas unidades con compasión sirve para construir confianza entre ellas. Hágase amigo de su cuerpo y pídale que lo ayude en lo que usted quiere lograr. Diferentes pensamientos liberarán diferentes hormonas de su cuerpo, de manera que sea claro y deliberado con las comunicaciones de su cuerpo: háblele a sus células, aclare los recuerdos debilitantes y plante pensamientos nuevos y positivos.

La fortaleza de la mente

Desde muy temprano en la vida, estamos expuestos a ideas, creencias, imágenes, símbolos y más, que nos enseñan nuestros valores. Estas experiencias dan forma a lo que pensamos, a lo que hacemos y ellas afectan nuestra salud. En lo que nos exponemos a los maestros del control de la mente, como las mega-corporaciones de nuestro mundo y los medios de la corriente principal, se nos dice cómo y qué ver, pensar, hacer y sentir. En efecto, estamos condicionados a obedecer. Recibimos sugerencias directas y mensajes subliminales de corporaciones cada día y se presume que cumplamos su voluntad.

Todos nos hemos vuelto víctimas de un gran sistema de opresión. La mayoría de nosotros no sabemos que esto está ocurriendo. Estamos condicionados a responder automáticamente. Muy raramente estamos estimulados a pensar críticamente, o a vernos desde la distancia, de manera que no notamos nuestro estado condicionado. Hay poca nutrición a nuestra imaginación, o a nuestra creatividad, en las corrientes principales de la sociedad. Esta es nuestra realidad porque los que están a cargo desean seguir a cargo (un sistema falso que es frecuentemente referido como: 'The Matrix' ['La Matriz']).

Todo esto aplica a la salud y a la enfermedad porque nuestros llamados sistemas de "cuidado de la salud" alrededor del mundo se han desarrollado en negocios de seguros lucrativos para los que nuestras enfermedades son sus activos. Esto ha empezado a cambiar en las décadas recientes de consciencia creciente del consumidor donde el concepto de prevención de la enfermedad se ha vuelto una prioridad para más personas. Muchos han elegido, en primer lugar, evitar ser pacientes. Este cambio será benéfico para todos menos para los modelos de seguro médico que actualmente continúan dominando. La Administración de Alimentos y Medicamentos de los Estados Unidos yace en cuotas y pagos de las compañías farmacéuticas cuyos productos esta agencia tiene la tarea de regular. Este tipo de sistema no puede obtener resultados justos o precisos acerca de la seguridad o eficacia de las drogas que "regula". Por ejemplo, la droga reciente de GlaxoSmithKline's, Avandia, fue relacionada a miles de ataques al corazón[23]; y se descubrió que el Paxil, un antidepresivo, exacerba el riesgo del suicidio en la gente joven[24]. Otro fabricante farmacéutico, la Merck, tiene un analgésico llamado Vioxx enlazado a miles de muertes por ataque al corazón[25].

Tenemos el reto de cambiar. Se necesita un cambio de doctor y paciente. Ambos necesitan darse cuenta de la interdependencia de los diferentes tipos de medicina y que todos tienen sus efectos individuales que sostienen valor en el proceso de curación. Ambos, el doctor y el paciente son responsables de aglomerar al equipo holístico integrativo recordando hacer su investigación y escoger las prácticas que tienen el mayor beneficio para nuestra salud. En su más reciente libro, The Wisdom of Your Cells: How Your Beliefs Control Your Biology [La Sabiduría de sus Células: ¿Cómo sus Creencias Controlan su Biología?] (2006), el Dr. Bruce Lipton discute los efectos que la mente puede tener en una célula. Para que un practicante médico tenga una mente abierta, libre de miedo y enfocado en la meta primaria de ayudar a sus pacientes, el practicante debe superar sus miedos y dejar su ego en casa. Deben aprender a trabajar por el bien de su célula; su comunidad de pacientes y practicantes.

Nos damos cuenta que tener una mente abierta para aprender nuevas modalidades puede afectar la auto-imagen del practicante y su estatus en la sociedad. De hecho, la auto-imagen, el estatus, el éxito financiero de la élite médica y su necesidad de sentirse superior han sido conductores de algunos de nuestros desarrollos científicos en el campo de la salud, tales como la tecnología MRI [IRM]. Pero la fortaleza de nuestras mentes está en nuestra flexibilidad y habilidad de aceptar cómo llegamos ahí, mientras que también cambia la dirección en la queremos ir.

---

[23] https://www.reuters.com/article/us-glaxosmithkline-avandia/
glaxos-diabetes-drug-may-cause-heart-attacks-idUSL2170925720070522
[24] https://www.nytimes.com/2015/09/17/health/antidepressant-paxil-is-unsafe-for-teenagers-new-analysis-says.html
[25] http://www.nbcnews.com/id/6192603/ns/health-arthritis/t/report-vioxx-linked-thousands-deaths/

Sí … ¡usted está seguro!

Cuando usted tiene miedo no se siente seguro. El miedo es el gran obstáculo en la vida. Alguna gente vive con miedos consciente del peligro de sus vidas y del peligro de aquellos(as) que aman. Muchos otros están cargados de miedos inconscientes adquiridos temprano en la vida de situaciones abrumadoras. Si se dejan ininterrumpidos, estos miedos inconscientes se mantienen enterrados en usted por toda su vida, y afecta sus pensamientos, acciones y su salud sin su consciencia acerca de la causa-raíz. El miedo puede evitar que usted adquiera el propósito de su vida o metas específicas; y esto puede evitar que usted ame y sea amado.

La vida está llena de situaciones que están cambiando constantemente. Cómo reacciona usted al cambio externo está determinado por la historia de su vida. Si usted acepta la historia de que usted está dado por sus genes y sus experiencias pasivas o de infancia como su última verdad, usted probablemente evitará el cambio. Pero si usted acepta su historia como tal y aun así trabaja para cambiar, en esencia estará re-escribiendo la historia con nuevo pie de página sobre cómo su pasado le ayudó a cambiar.

Muchos reaccionan automáticamente debido a las nuevas vías neuroquímicas establecidas que se mantienen en repetición una y otra vez. Aprender cómo liberarse usted mismo de estas reacciones es importante para su futuro. Si ellas lo controlan, su libertad está disminuida o perdida. Su vida se torna limitada por la falta de información. Mucha gente no es consciente de que está viviendo en mundo auto-limitante y se mantiene repitiendo lo que siempre ha hecho. Es como vivir en una "jaula" auto-creada sin darse cuenta de que usted está ahí. Usted ha aceptado que no tiene elección más que vivir en esa jaula a causa de la historia de su vida. Pero con la correcta consciencia y motivación, usted puede liberarse. Usted puede necesitar ayuda porque el inconsciente no es fácilmente accesible. Si usted no tiene éxito por usted mismo, busque ayuda profesional, como lo haría con un dentista o un mecánico. Usted puede vencer todos sus miedos y sentirse libre y seguro solo tiene que salir y hacerlo.

Técnicas mentales para el cambio

1. Investigue y vuélvase consciente de sus ideas, pensamientos y creencias.
2. Evalúe las ideas aprendidas del ambiente pasado.
3. Elimine lo que no es útil ahora.
4. Elimine los pensamientos, sentimientos y emociones negativos.
5. Desarrolle nuevas ideas acerca de usted y del mundo.
6. Mantenga el ego en chequeo a través de la auto-observación.
7. Comprométase al auto-cultivo a través de pensamientos, discurso y acciones positivas.
8. Practique el entendimiento y la compasión para toda la gente y la vida en este planeta.
9. Crea en usted mismo; su fortaleza interior, la fuerza de la vida y el amarse a sí mismo.
10. Nunca se dé por vencido.
11. Controle sus pensamientos.
12. Desatórese y libere su pensamiento.
13. Estudie diariamente y practique como lograr sus metas.
14. Haga compromisos consigo mismo.
15. Desarrolle más disciplina.
16. Permita que sus pensamientos fluyan libremente y observe a donde van.
17. Piense acerca de su cuerpo; haga un escáner mental para ver si hay inconformidad o dolor en algún lugar.
18. Nunca eche la culpa a alguien, o a algo.
19. Tome completa responsabilidad de su vida y sea su propio doctor y psicólogo (dentro de límites razonables).
20. Piense antes de hablar, y en lo posible, aprenda a escuchar con paciencia y con compasión, especialmente cuando usted no está de acuerdo.
21. Nunca olvide amarse a sí mismo y otros.
22. Dese cuenta que los únicos límites que existen son aquellos que usted se pone a sí mismo.
23. Dese cuenta de que usted es ilimitado y también lo es su potencial para desarrollarse.

24. Cultive su mente con nuevos estudios, mantenga su auto-confianza, y sea persistente con gran resistencia.
25. Recuerde siempre que usted está a cargo de sus pensamientos.

La necesidad de prevenir el estrés y el des-estrés

Nunca un doctor me ha preguntado acerca del rol del estrés en mi vida. Esto es sorprendente para mí ya que es bien sabido, en la medicina moderna, el hecho de que el estrés afecta la salud en muchas maneras. A través de nuestras vidas, experimentamos estrés físico de los retos ambientales, tales como la respiración de muchos químicos. Algunos de los sentimientos comunes asociados al estrés físico son el miedo, la culpa, la inseguridad, la presión que lleva al dolor, y la inhabilidad de soportar.

Freud escribió acerca de la lucha o huida como pertenecientes al estrés. Una persona estresada experimentará reacciones corporales tales como una subida en la presión sanguínea, ritmo cardiaco, tensión muscular, etc. Algunos de nosotros tenemos ansiedad por la comida, algunos nos volvemos a las drogas, otros hacemos cosas temerarias con nuestros cuerpos. Ganando y manteniendo control de sus reacciones físicas al estrés es posible adquirir, con ejercicios de disciplina, meditación, yoga, formas más saludables para lidiar con el estrés.

Las reacciones emocionales al estrés pueden ser enfado, indefensión, frustración y fatiga. Pero también hay síntomas de estrés que son instrumentos útiles para una persona que está enfocada, alerta y con posibilidad de movilizar la energía al cuerpo. Realizar un auto-examen acerca de sus niveles de estrés en relación a las diferentes partes de su vida. ¿Está usted estresado físicamente, mentalmente o emocionalmente? El control y la disciplina pueden prevenir el estrés y mitigar los niveles de estrés existentes.

Usted podría además ser sujeto de estrés inconsciente, tal como los viejos recuerdos de cuando usted era asustado como niño. Cuando usted retiene el estrés por largos periodos de tiempo, usted acumula una carga de emociones que puede establecer una reacción más grande. Por ejemplo, la ira que ha sido retenida por un periodo de tiempo puede partirse en cualquier momento por un pequeño accionante que puede llevar a una reacción explosiva. Se cree que la ira afecta el hígado. De acuerdo a la Medicina China Tradicional, se cree que la tristeza está asociada a un desbalance en los pulmones y el sistema intestinal grueso. Se cree que la creación de desbalances eléctricos en el cuerpo es responsable de estas correlaciones y es crítico para su salud liberar estos recuerdos negativos almacenados en sus células, especialmente antes de que sean almacenados.

El camino a la libertad: la eliminación del estrés, el miedo y las emociones negativas

Hay muchos caminos a la libertad. Ser libre no es estar limitado por usted o su medio. Para ser sincero a usted mismo, y a quién y qué, usted realmente está para descubrir su ser más interior en libertad. Cada uno de nosotros obtenemos diferentes grados de libertad en nuestras vidas porque todos estamos limitados por la historia de nuestra vida. Hay muchos factores limitantes que interfieren en cada uno de nosotros, incluyendo el estrés, el miedo, las emociones negativas. La mayoría de nosotros es consciente de nuestro estrés y de muchas de nuestras emociones negativas. Pero tendemos a negar nuestros miedos, y frecuentemente ellos son inconscientes. No podemos eliminar aquello de lo que no somos conscientes; de manera que, para eliminar el miedo, éste debe ser consciente.

El miedo es lo que yo llamo la emoción "esencial". El miedo usualmente se desarrolla cuando percibimos una amenaza y luego nos sentimos indefensos. Muchos miedos empiezan en la infancia y son suprimidos a reprimidos con la edad. Reprimir los miedos significa moverlos de su mente consciente a su mente inconsciente. Los miedos suprimidos son empujados a nuestra inconsciencia. Una persona promedio puede ser capaz de decir que no tiene miedos, pero solo porque no es consciente de ellos. En mi trabajo como psicoanalista y psicoterapeuta he hallado que muchas cosas cuecen el miedo, ya sea consciente o inconscientes. Cuando un miedo se torna consciente, esto puede ser experimentado y lidiarse sobre un nivel adulto y racional. La eliminación del miedo es, por lo tanto, posible ... cuando es descubierto.

En mi libro, <u>Do You Have The Courage to Change</u> [¿Tiene Usted el coraje de Cambiat?] (2004), describí las muchas formas en las que la gente puede manifestar las emociones reprimidas y los patrones de conducta que inconscientemente crea. Mucha gente no quiere experimentar sus miedos enterrados, por ejemplo, a causa del dolor involucrado en re-experimentarlos. ¡Reprimir estos miedos es negación! En la negación puede haber alguna consciencia del miedo, pero es fácilmente negado como una forma de protegernos contra una experiencia más inmediata, dolorosa y emocional. Los miedos reprimidos requieren usualmente ayuda profesional para que muchos los encuentren, los acepten y poder sobrellevarlos. Usted puede empezar a leer Coraje para el Cambio y probar algunos de los ejercicios que yo sugiero para ayudar a los pacientes a sobrellavar sus emociones reprimidas.

La honestidad consigo mismo es una herramienta para trabajar en la eliminación de sus miedos conscientes. Muchos miedos conscientes pueden ser afrontados en forma racional si hay bastante aire, alimento, agua, sueño y albergue disponible a la persona que desea encarar sus miedos. Si usted encara balas, terremotos o cualquier otro peligro, es probable que usted esté demasiado abrumado para enfrentar cualquier otro miedo consciente que usted tiene que almacenar dentro de usted. Los miedos más inmediatos siempre dominarán nuestras mentes conscientes.

En mi trabajo, generalmente llego a los miedos de la persona bastante rápidamente ya que es un problema básico importante para casi la mayoría de las personas. El miedo interfiere con la capacidad de amar lo cual es una herramienta en cualquier proceso de curación. Las emociones y las ideas negativas como el miedo, la ira, la preocupación, la duda, la depresión, la culpa, la ansiedad, el pánico, etc. son también contribuyentes al estrés y a la enfermedad. Las reacciones emocionales se tornan hábitos que son consistentemente reforzados por los mismos estímulos. Nuestra creencias e ideas pueden causar que reaccionemos a nosotros mismos y estimulemos emociones negativas. Enviar mensajes positivos a su cuerpo mejorará su habilidad para cambiar. Uno de los mayores gozos de la vida es la capacidad de amar y tener compasión por otros. Esto se vuelve más y más posible cuando eliminamos el estrés, el miedo y las emociones negativas. Necesitamos nutrir nuestra esperanza de manera que el cuerpo y la mente puedan curarse a sí mismos cuando usted sepa qué hacer. El camino a la libertad está disponible para todos nosotros. Solo dé el primer paso y usted estará en la vía al amor y a una nueva vida.

Resonancia emocional

Las emociones tienen muchos nombres: amor, gozo, serenidad, éxtasis, ira, rabia, molestia, disgusto, aburrimiento, sorpresa, anticipación, miedo, pánico y ansiedad. Ellas pueden ser divididas en categorías de emociones positivas y negativas, ya que típicamente lo son. Ya sean "positivas" o "negativas," ellas afectan nuestra salud.

Según la Medicina China Tradicional, nuestras emociones afectan cada órgano en nuestros cuerpos. Las emociones afectan nuestra habilidad para pensar claramente y lógicamente. Ellas son las que nos mantienen diferentes de los androides, los que no puede reproducir emociones genuinas. Enmascarar nuestras emociones nos ayuda a evitar encarar problemas que no queremos 'ver'. Pero empujarlos en el inconsciente puede contribuir con la enfermedad afectando el flujo de energía en nuestro cuerpo. Numerosas diferentes modalidades apuntan a estos bloqueos de energía como un contribuyente importante a la enfermedad.

Las emociones y los sentimientos pueden ser considerados diferentes. "Me siento cansado y enojado." 'Cansado' es un sentimiento, y estar 'enojado' es la emoción. Los sentimientos (como el cansancio, el hambre, el dolor, la distención, etc.), se refieren a las reacciones físicas del cuerpo. Su mente está en control de sus emociones. Las emociones vienen de las interacciones con su mundo interior, y sus sentimientos vienen de las interacciones con su cuerpo y el mundo externo.

El dolor emocional puede causar *sentimiento* de dolor físico. Ya que la mayoría de la gente teme a la muerte, usemos este ejemplo. El miedo es una emoción, y dependiendo de qué piensa usted de la muerte, su nivel de miedo puede ser alto o bajo. Para simplificar las opciones de qué pasa en la muerte, digamos que nadie conoce si nuestros espíritus viven, o si desaparecen en el olvido. Pero cómo reacciona usted a este miedo es su responsabilidad independientemente de lo anterior. Usted puede encarar desesperación, que lleva al estrés, que probablemente conduzca a las manifestaciones físicas de su dolor interno, emocional; o usted puede ganar control sobre su respuesta emocional y decir: "enfrentaré la muerte, la aceptaré, dejo ir mi miedo, y sigo con mi vida."

Cuando usted mira lo que lo hace sentirse emocional, usted verá que hay algunas reacciones que vienen y van, y otras pueden quedarse por un tiempo y aun causar sensaciones físicas. Cuando analizamos apropiadamente los sentimientos y las emociones, vemos que no están separadas en sus efectos. Ellas están simplemente categorizadas por cómo somos afectados por su presencia en nuestras vidas individuales.

Analice lo que hace que se sienta frustrado, enojado, triste, feliz, deprimido, y trate de aprender acerca de la situación, de manera que usted no continúe repitiendo sus reacciones negativas. El amor y la compasión son las emociones curadoras, y las que llevan al estrés son las que se desvanecen de su vida.

Para mí, donde sea que esté, estoy en mi vida ahora mismo, estoy agradecido por cualesquiera emociones que experimente, y digo: "gracias" a mí mismo por estar vivo en cada momento.

Cree Coraje … No Miedo

Deje ir el miedo y la seguridad de su nido económico y social que ha construido y vuele a algún lugar nuevo a extender sus alas. El miedo es la más típica emoción base para otras más dañinas como la duda, la preocupación, la ansiedad y la frustración. La raíz para el miedo es un sentido de indefensión que echa vapor en algún momento en su vida. Estos 'eventos del pasado' fueron tan abrumadores para usted que se desarrolló un sentimiento de debilidad e indefensión en usted. Cuando usted descubre, entiende, y trata apropiadamente estos eventos y los mira con la frescura del momento actual, ellos pueden ser puestos en una perspectiva de ayuda o auto-preparación. Cuando esto se hace, nace una nueva libertad de la que usted puede desarrollar coraje. Cada momento en nuestras vidas es un maestro para los que hemos desarrollado suficiente consciencia. Las experiencias de la vida pueden ser una fuente de coraje. Algo que dio miedo en el pasado puede tornarse en el reto de estímulo necesitado para desarrollar coraje. Cada miedo que retamos se vuelve otra oportunidad para el desarrollo personal.

Dé la bienvenida al miedo como su maestro y usted se volverá más capaz de conquistar mentalmente cualquier reto personal que deba enfrentar. Cuando usted está motivado a hacer la elección para aceptar el miedo como guía, la vida se volverá una aventura más emocionante. Cuando usted crea más coraje en nuestro mundo para pararse de frente por lo que es bueno y útil, usted será premiado con un nuevo crecimiento de fuerza interior. Un ejemplo puede ser tan simple como decir algo a lo que usted tenía miedo decir aun sabiendo que debía decirlo; o hacer un viaje a otro país del que usted no conoce el idioma como una oportunidad para explorar una nueva cultura, crecer en su habilidad para conectarse con gente nueva.

Vivir con mayor coraje es su propio premio. Encarar el reto de la crisis económica y política en el mundo trae una gran oportunidad para hacer crecer el coraje dentro de cada uno de nosotros. Ahora es el momento de aprender que usted no está indefenso por enfrentar su miedo a lo desconocido y bucear muy profundo, enfrentando todo lo que pueda ayudándose a usted mismo y al mundo alrededor de usted. Sabemos que lo podemos hacer; ¡usted puede hacerlo también!

Cambiando el miedo en amor

Franklin D. Roosevelt dijo: *"no hay nada a lo que temer más que al miedo mismo."* Considero esta afirmación medio correcta. Sí, no hay nada a lo que temer, tampoco necesitamos temer al "miedo mismo".

¿Qué causa el miedo? ¿Qué hay detrás del miedo? Cuando usted investiga porqué hay miedo en su vida, ¿cuál es la situación que lo hace a usted sentirse impotente? Ofrecí una conferencia en un taller donde pregunté a los participantes cuántos tenían miedo. Quedé sorprendido de que casi todos levantaron sus manos. Los miedos se originan del pasado, del presente o por pensar en el futuro. Pueden ser causados internamente o externamente. Como niños, podemos desarrollar miedos debido a fuerzas que no podemos controlar, y estas fuerzas, de varios tipos, pueden continuar teniendo efecto en la vida de adolescentes y de adultos.

Los miedos pueden ser enterrados profundamente en nuestra personalidad, y no mostrarse en condiciones ordinarias, pero pueden manifestarse en tiempos de gran estrés. Los miedos inconscientes necesitan más trabajo para ser descubiertos. Los miedos conscientes tienden a ser más fáciles de trabajar. Ambos son igualmente peligrosos. Cuando uno es criado con sentimientos de amor, auto-valor y auto-estima, las bases para abordar el miedo son mucho más fuertes, y es menos probable manifestar los sentimientos temerosos de preocupación, sentido de ineptitud o de falta de amor.

El primer paso para encarar su miedo es adueñarse de él más que negarlo. Sacar los miedos a un entendimiento abierto y claro, se comienza viendo su historia y se rastrea hasta su origen. Muchos miedos son hechos más fuertes a través de la repetición, por lo tanto, requieren más trabajo para llegar a la fuente.

Los miedos que vienen de una amenaza externa son más fáciles de entender que los de amenazas internas. El miedo a perder su trabajo o a su compañero(a), puede accionar el mecanismo que lo lleva a manifestar un mayor 'miedo a la realidad', como el de quedarse sin casa o sin comida. Los miedos externos pueden tornarse internos, tales como el miedo a estar en soledad, miedo al aislamiento y al desmerecimiento. Los miedos pueden ser externos e internos. Los internos son miedos creados en la mente. Los miedos externos nos llegan desde fuera.

Cada persona, como individuo único, tiene sus propias percepciones de la misma situación, así como sus propias reacciones individuales que son influenciadas por su historia de vida. Pero como se mencionó antes, el miedo último para muchos es el miedo a la muerte. Hasta ahora, parece que todos debemos morir. Algunos creen que nuestro espíritu vive para siempre y que la energía de nuestro ser regresa en otra forma, y aún en su forma original.

Independientemente de lo que usted crea acerca de la vida después de la muerte, si venimos con los temas de la muerte, al menos la muerte de nuestros cuerpos, antes, debemos morir, por lo que podemos eliminar este miedo de nuestra vida presente. Cada uno maneja las cosas en forma diferente, pero la mejor forma en la que puedo describir esto es qué sucede al cambiar miedo por amor.

Cambiar miedo por amor depende de sus creencias y su lugar personal en su comunidad, ambos, local y global. Un haitiano comiendo tortas de lodo ve el mundo en forma muy diferente del Presidente de Intel o de Goldman Sachs. Un trabajador del petróleo de Nigeria, un soldado israelí, un agricultor de India, y el vecino de la persona de India puede tener un ambiente de vida diferente que induce maquillajes y creencias psicológicas diferentes. Pero todos tienen una cosa en común; el instinto de sobrevivencia. Este instinto puede, por supuesto, ser superado por años de sumisión a creencias piadosas que estimulan las acciones suicidas, como un suicida de bomba, o cualquiera en el ejército. Ignoraremos a estas personas para el propósito de este libro porque su situación requiere trabajo mucho más detallado. Para para el resto de nosotros, el deseo de vivir ha creado varios tipos de adaptaciones. El resto de nosotros puede ver que siempre hay otra solución que podemos procurar.

Cambiar el sistema de creencias de uno es un gran trabajo. Frecuentemente no somos conscientes de nuestro sistema total de creencias hasta que se hace consciente a través de la auto-reflexión. Hacer esto requiere trabajo investigativo y frecuentemente requiere ayuda. Cuando todas las creencias son hechas conscientes y totalmente entendidas en sus orígenes e historia, ellas pueden ser críticamente evaluadas. Después de eso, se pueden hacer elecciones sobre qué creencias son de valor actual, cuáles pueden ser modificadas y cuáles eliminadas.

Revisar las creencias pueden tener gran influencia en el proceso de cambio. Aun solo entreteniendo las nuevas creencias en su mente puede influenciar sus pensamientos, emociones y acciones. Las creencias basadas en la nueva información permiten elecciones más responsables donde más consideraciones son sentidas y entendidas. Los sentimientos de indefensión y amenazas pueden ser reducidas y aun superadas cuando vemos que hay más formas de pensar en un escenario. Entender que sus amenazas internas pueden estar basadas en los miedos de infancia le permitirá usar más la percepción lógica adulta y la reacción a una situación. Por ejemplo, un niño sin poder encarar a un padre enojado puede ser percibido bastante diferente desde la perspectiva de una lógica de adulto independiente, y el entendimiento de un adulto de las expresiones de las emociones de un padre puede llevar a un desarrollo de más paciencia. Cultivar paciencia puede llevar a la auto-disciplina. El crecimiento lleva a la libertad, luego al perdón, que lleva a liberar los sentimientos de amor, gratitud y gozo.

El amor es algo que es sentido y dado. Una campana solo funciona cuando usted la hace sonar, y es solo la acción de sonar la campana que hace de la campana lo que es. Permita que este pequeño ejemplo sirva como su ideal para cambiar miedo por amor. El taoísmo explica que todo es parte de la Gran Vía. Los costarricenses tienen el dicho: *"pura vida,"* que directamente traducido significa "pure life", pero más precisamente traducido significa "lo que sea que pase es parte de la vida." La amenaza a la vida es una realidad. Ahora la cuestión es "¿cómo reacciona usted a la amenaza?" Si usted está a cargo de sus reacciones, conozca suficiente acerca de las posibles diferentes reacciones, y usted estará en la posibilidad de escoger cómo reaccionar; tendrá la posibilidad de percibir la amenaza, aún de muerte, en una forma diferente. Con suficiente refuerzo a través de practicar un sistema de creencia sin miedos, el miedo puede ser eventualmente eliminado. El samurái tenía el decir, *"hoy es un buen día para morir."* Sin embargo, nadie quiere morir, cuando vivimos una vida con la que somos felices, hoy puede ser tan buen día como cualquier otro para morir porque simplemente no podemos tener otro mejor cuando sentimos amor más que miedo.

Las fuerzas que amenazan la vida pueden provenir de humanos o de la naturaleza, pero es el paso a la enfermedad y a la muerte que es seguramente el más dañino estado. Los humanos que han causado la muerte, o la muerte lenta, a través de la contaminación y de la creación de enfermedades, son parte del mundo en que vivimos, y aun así somos advertidos de "poner la otra mejilla" y aprender sobre el perdón. De nuevo, esto es más fácil decirlo que hacerlo. ¿Cómo podemos convertir el miedo en amor en algunos de los más horribles escenarios creados por la parte más mala de la humanidad? ¿Podemos incluso hacerlo? ¿Podemos controlar lo que parece ser reacciones automáticas, psicológicas, emocionales y físicas? ¿Puede el entendimiento llevar al perdón? ¿Puede usted realmente liberarse de sus reacciones?

Encaramos muchas amenazas externas en nuestro nuevo paradigma global, con su desempleo, la ejecución de hipotecas, deudas nacionales, tasas de interés y muchas otras situaciones que se originan debido a la avaricia del libre mercado. Sentimos estas amenazas implícitamente. ¿Cómo reaccionamos a estas amenazas? Podemos reaccionar ya sea con miedo, o con calma, pensando basados en un sistema de creencias que nos permite lograr suficiente perspectiva de una imagen mayor. Lo que estaba oculto debe ser colocado claramente en lo abierto para que pueda ser limpiado. Este proceso entero depende de lo que usted cree. ¿Tiene usted consciencia espiritual? ¿Entiende o cree que todas estas vibraciones de energía de luz transforman en lugar de morir? Si esto lo ha hecho pensar un poquito, o aun motivado a estudiar, ¡estoy muy complacido!

Controle sus emociones

Un problema fundamental entre parejas es que hay una falta de control emocional. Sin control emocional, la comunicación efectiva no puede tomar lugar. Sin una adecuada comunicación en dos vías, los problemas son casi imposibles de resolver. Los problemas sin resolver llevan al quiebre de la relación, lo que puede llevar al fin de la misma, o aun, a veces, a la violencia como salida alterna. Hay una diferencia entre las emociones de los sentimientos y expresarlos en una forma apropiada, sentir y dejarlos que tomen lugar sin ningún sentido de control.

Una frecuente emoción de escape es la ira. La ira puede ser sentida y expresada diciendo algo como: "Me enojo cuando gastas más dinero del que podemos". Gritando en ira y diciendo algo como: "¡gastas demasiado el maldito dinero!"; esto no ayuda y probablemente provocará una respuesta que no va a resolver la situación, potencialmente escalando la ira de aquellos involucrados. Aquellos que se entregan a la ira desarrollan problemas secundarios tal como el retrotraerse, o la frialdad hacia otros.

La falta de control emocional significa que una persona se desvía hacia ser reactiva más que reflexiva. Algunas personas tienen respuestas rápidas casi automáticas. Han sido condicionados a sentir como si no tuvieran otras opciones para reaccionar. Una disposición reaccionaria (que puede ser positiva o negativa) es típicamente desarrollada temprano en la vida después de ser expuesta a modelos de roles reaccionarios y tener, a veces, estas respuestas reforzadas a través de la diaria repetición. Con cada repetición, la respuesta se torna más automática y dura de reconocer como fuera de uno, por lo tanto, difícil de cambiar. Muy frecuentemente, una persona no es consciente de cómo sus reacciones automáticas son, y cuando son apuntadas a ella pueden tornarse defensivas. No reconoce que parte de ella misma es capaz del cambio. Pregúntese: ¿quién está a cargo de sus emociones? ¿Está usted satisfecho con sus reacciones emocionales? ¿Interfieren sus reacciones con el tipo de relación que desea tener?

Si desea mejores relaciones, usted debe tomar la responsabilidad de su auto-observación, su auto-evaluación y su decisión para cambiar. Las emociones pueden crear cambios físicos en su cuerpo; por ejemplo, la ira puede dañar su hígado con el tiempo, la ansiedad y el miedo pueden reducir el conteo de sus linfocitos T, y es bien sabido que el estrés puede dañar su sistema inmune. Mientras tanto, las emociones positivas, tales como los sentimientos de amor, gozo, entusiasmo, etc., pueden tener un efecto benéfico en su salud y su bienestar. Propongo, en seguida, que será de gran valía aprender cómo tener un mejor control sobre sus reacciones.

Controlando sus reacciones

El primer paso para controlar sus reacciones debido a la emoción es la observación que viene por el incremento de la auto-consciencia. Para hacer esto, usted primero necesita pretender a observarse a usted mismo desde una distancia. Véase a usted mismo en el ojo de su mente y cree una imagen de lo que está sintiendo y como se manifiestan esos sentimientos. Cuando usted hace esto, empezará a lograr un cuadro de quién es usted realmente. El ojo de su mente rastreará alrededor de su vida y los efectos que usted ha tenido en su cuerpo, interna y externamente; y en su carácter. Usted podría hallar que ciertos patrones se repiten y usted puede empezar a entender qué es lo que lo hace reaccionar.

El segundo paso es la auto-evaluación. Con un mejor entendimiento de usted mismo, usted puede decidir qué reacciones desea cambiar y cuales mantener. Cuando usted libera ciertas reacciones, usted podría querer poner una mejor en su lugar. Entendiendo mejor a la otra persona, puede ser puesta en lugar de reaccionar con ira. Cuando usted sustituye entendimiento por ira, usted está desarrollando una nueva reacción. Esta nueva reacción no solo lo beneficiará personalmente, también ayudará en favor de la otra persona en cuanto al entendimiento, lo que tendrá un impacto positivo en su relación. Este tipo de pequeño cambio, cambio personal, puede ser el inicio del desarrollo de una nueva habilidad; una que le posibilitará tener confianza en usted mismo(a) y en el proceso de cambio. Usted puede experimentar deslices y regresar a los viejos patrones. Siempre que se mantenga practicando, se mantendrá creciendo.

Empiece con una tarea simple, tal como decir "¡buenos días!" en lugar de fruncir el ceño, y haga crecer su práctica desde ahí. Recuerde que su salud está en juego y usted es el que está a cargo. Si usted conscientemente piensa que está a cargo, conscientemente se colocará en ese cargo. Si usted toma esta iniciativa para reflejar y reclamar sus reacciones, usted estará ejerciendo su responsabilidad de ubicarse en el camino de paso continuo de crecimiento y gozo de la aventura de la vida. Entonces, recuerde: ¡aprenda a controlar sus emociones negativas y disfrute las positivas!

Una Mente Abierta

¿Tiene usted una mente abierta? O ¿Defiende usted sus pensamientos, ideas y creencias y vive en una prisión auto-creada? Muy temprano en la vida, estamos expuestos a la información, desde nuestro ambiente, que podemos procesar e imaginarnos. Todos estamos expuestos a los estímulos (algunos diferentes, algunos los mismos). Pero aun los gemelos tienen ambientes diferentes. Los bebés jóvenes "absorben" las emociones. Por ejemplo, una madre que es ansiosa, enojada y temerosa alrededor de su niño, tiene un muy diferente efecto sobre su niño que una madre amorosa y con paz.

Los argumentos de los padres también afectan a los niños. En lo que crecemos, aprendemos cosas que aceptamos como verdades. Mucha de esta información depende de nuestros padres, familiares, maestros, la religión, la cultura y la localidad geográfica. Los niños aceptan que sus custodios dicen la verdad hasta que los ven discutir. Ellos empiezan a cuestionar a quién debemos creer y aun empiezan a absorber algunos de los argumentos. Las cosas como creer que una religión es mejor que la otra, o que diferente color de piel tiene importante diferencia son absorbidas por los niños, especialmente si son frecuentemente repetidas en una forma reaccionaria.

Algunos de nosotros poseemos un falso sentido de la "educación." Esta gente cree en lo que ha aprendido y siente que eso la hace lo que es. Esta gente es defensiva de sus creencias y esta posición defensiva la "protege" de tener una mente abierta y permitir que entre nueva información para ser evaluada. Una mente defensiva y cerrada nos hace sentirnos sin interés en perseguir el paso a un aprendizaje continuo. Pregúntese si usted tiene una mente abierta y un interés constante en aprender. Si usted no tiene una mente abierta, ¿está usted interesado(a) en cómo tenerla? Si no lo está, ¡eso ya está diciéndole a usted algo!

RESPONSABILIDAD

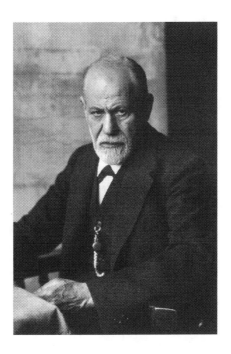

"Un día, en retrospectiva, los años de lucha lo golpearán a usted como lo más bello." Sigmund Freud.

La responsabilidad de todos los practicantes

Todos los doctores necesitan tener un corazón altruista. Si usted es un doctor, pregúntese: ¿tiene usted miedo de perder a su paciente en terapias alternativas? Si trabaja usted en la industria farmacéutica, ¿tiene miedo de perder su trabajo o su ingreso en terapias alternativas? Si usted es un paciente, ¿puede usted pagar para probar todas las diferentes modalidades de curación? ¿Podría pagar un equipo holístico para que lo diagnostique y lo trate?

La idea del Tratamiento Integrativo Holístico va más allá del cuidado personal de la salud, va a la esfera del cuidado colectivo de la salud. Cuidando nuestro planeta, nuestro aire, nuestra tierra y nuestra agua, todos somos parte de nuestros viajes del cuidado colectivo y personal de la salud. Casi todos nos enfermamos en algún momento de nuestras vidas, excepto tal vez algunos selectos pequeños grupos semi-aislados, como la población Hunza (norte de Paksitán e India), que tienden a morir solo de vejez o por accidentes. Mientras que continuemos dependiendo de nuestros ambientes planetarios, necesitamos una tierra que esté libre de químicos y rica en nutrientes, agua limpia desde su fuente, sin cloro ni fluoruro, aire fresco y no lleno de impurezas.

Las separaciones actuales entre modalidades de prevención, diagnóstico y tratamiento no crean el paradigma más propicio para buscar el cuidado de salud comprensivo. Un nuevo tipo de clínica conocida como 'cínica de la salud sombrilla', a veces referida como spa de la salud, es un lugar donde se ofrecen varios servicios de cuidado de la salud en una sola localidad. Puede haber clínicas para acupuntura, *reiki*, quiropráctica, yoga, exámenes médicos, etc. Estos son aun servicios médicos separados con poca, o ninguna coordinación o integración, entre diagnosis y tratamiento compartidos del paciente.

Tomando un procedimiento diferente, el Tratamiento Holístico Integrativo tendrá un equipo de practicantes de una variedad de modalidades. Ellos sostendrán algo llamado "conferencia clínica" en la que los practicantes y el paciente discutirán un procedimiento multidisciplinario de diagnóstico, tratamiento y prevención futura. El equipo además deliberará sobre las mejores conclusiones tentativas de la evaluación del paciente conjuntamente con la opinión del paciente. Estas conclusiones multidimensionales estarán abiertas a revisión en lo que se obtiene más información.

El diagnóstico del equipo holístico es un prerrequisito para el tratamiento holístico. El equipo holístico puede ser conducido por un líder competente, maduro, no-competitivo, o un liderazgo evolucionado. Un proceso de grupo debe desarrollarse intuitivamente en apoyo del objetivo del grupo que es la salud del paciente. Los practicantes del cuidado de la salud individuales necesitarán dejar a un lado sus egos personales y profesionales para eliminar la competitividad en el interés del paciente.

El paciente debe estar preparado para escuchar información conflictiva que debe ser necesariamente presentada independientemente de cualquier confusión resultante. El paciente puede escoger entre ser un participante activo en la discusión o responder pasivamente las preguntas y recibir información según la dirección del líder del grupo. Se debe hacer una evaluación completa del estilo de vida del paciente, incluyendo un juicio del nivel de consciencia del paciente en relación a cómo la enfermedad es influida por su estilo de vida. Las metas apropiadas y la responsabilidad se determinan como grupo de manera que se hagan esfuerzos exitosos.

El proceso complejo del Tratamiento Holístico Integrativo puede ser hecho más confortablemente en una atmósfera de entendimiento y amor. Entre más junto el equipo holístico trabaje, más maduro e intuitivo se vuelve. Entender dónde y porqué está presente la enfermedad es básico en el proceso de diagnóstico holístico. Aliviar los síntomas es una meta secundaria, pero el fin último es hallar y tratar las causas de la enfermedad para el equipo holístico. El equipo del cuidado de la salud holístico tratará de hallar el curso más útil del tratamiento a ser recomendado, y no dejarse influir por su entrenamiento corporativo en sus recomendaciones. Ayudar a todo el cuerpo, la mente y el espíritu es el paso a la curación. La desintoxicación holística y darse a usted mismo lo que realmente necesita, desde la nutrición al amor, es la mejor forma de ir hacia adelante.

Integración holística vs. separación y control

El concepto de curación holística va más allá del cuerpo, la mente, y el espíritu. Esto incluye el medio ambiente y todo lo demás en el universo. Todo afecta todo. La integración holística es infinita. No hay separación. Las posibilidades son tan vastas, que en toda una vida no se estudia lo suficiente para comprender enteramente o practicar la vida holística. Para lograr algún conocimiento y consciencia de las prácticas holísticas, usted necesita empezar con abrir su mente. Pregúntese: ¿Afectan las estrellas mi país? ¿Afecta mi salud el agua que tomo? ¿La comida que ingiero afecta mi salud? ¿Cómo afectan las emociones a mi salud? ¿Cómo afectan mi salud a mis relaciones, a mi trabajo, el aire que respiro, el jabón que uso, la ciudad donde vivo, mi celular, los doctores a los que escucho, mis pensamientos, la música que escucho? Todo es relativo. Cuando entendamos este concepto, aprendemos a aceptar nuestras limitaciones y a hacer lo mejor que podamos. Podemos aprender a desechar la idea de separación y trabajar para desarrollar un punto de vista más comprensivo del mundo en que vivimos. No estamos separados de la política global, de los sistemas bancarios ni de las corporaciones del mundo; de manera que, ¡evaluemos sus efectos en nuestra salud!

Necesitamos sobrevivir y luchar por enseñarnos a ser prácticos. Tendemos a descartar una imagen más holística en favor, o a escuchar la voz más sensible y sonora del grupo. En muchos casos, el dinero habla más fuerte. Cuando somos conducidos por el miedo, sucumbimos a vender nuestra libertad, nuestra vida, y nuestra salud a las más fuertes voces. Estamos entrenados a obedecer y a 'compartamentalizar' a nuestros "entrenadores" (los medios, los políticos, los grupos de lobby, los anunciantes, los educadores, etc.) que usan la separación de ideas para controlar nuestras vidas.

El arte de la curación ha sido controlada por el dinero en lugar de la compasión y el amor … ¡por mucho tiempo! Las artes de nuestros curadores se han vuelto frías y clínicas. Los practicantes necesitan abrir sus corazones y sus mentes, reducir sus egos y aprender a prender uno del otro. Tengo la esperanza de que este libro actúe como una introducción a la práctica de la vida holística, ayudando a practicantes y a pacientes a juntar los diferentes entendimientos para un punto de vista holístico.

Cuando usted separa y aísla las cosas, ellas naturalmente se tornan más fáciles de controlar. Hay ventajas en la separación que nos ayudan a estudiar y a entender las partes individuales en un sistema. Sin embargo, tomar las cosas fuera de contexto puede ser engañoso y es importante mantener el entendimiento de que las partes dependen de un todo. No olvide el cuadro holístico, aun si usted no puede aplicarlo de momento; es este entendimiento el que lo mantendrá en el más útil paso para la toma de decisiones. Tómese algún tiempo, dé un paso atrás y piense, más que dar paso a las emociones en el momento. No vea la solución mágica en la usted puede evitar el esfuerzo y trabajar. Crezca en un sentido maduro de responsabilidad y apártese de su indefensión aprendida. No sea controlado(a) por los controladores ("entrenadores") aprenda a controlarse para conducirse al más alto nivel del auto-desarrollo.

Responsabilidad personal

Para cualquier adulto lógico, la auto-mejora es siempre posible. Pero mucha gente está atorada en sus limitaciones y tiene miedo de admitir que no es perfecta. El miedo típicamente resulta en una lucha, o reacción a la lucha donde usted se defiende o escapa de la situación. Cualquiera que sea la reacción que usted tenga, usted está aún en la necesidad de desarrollar su responsabilidad personal. Pero si usted está motivado a crecer y a mejorar, su vida se tornará más saludable. Piense lógicamente y haga la elección correcta.

Una persona con síntomas de enfermedad irá a ver al doctor. El doctor pregunta al paciente por los síntomas que lo trajeron. El paciente le dice al doctor sus síntomas. Estos síntomas son signos de advertencia para el paciente y para que el doctor escoja el punto para subrayar las causas de los síntomas. En este punto, el doctor puede tratar los síntomas directamente basado en experiencias previas con los mismos síntomas en el mismo contexto, o pueden sugerir varios exámenes o referencias para ulterior estudio.

De una fase temprana anterior, la responsabilidad por la buena salud está colocada en el doctor más que ambos, doctor y paciente. El paciente visita a los doctores con la esperanza de ser curado de sus síntomas. Desde la temprana infancia, al paciente se le ha dado el mensaje de que el doctor tiene la cura de la enfermedad y proveerá la medicina de la cura. Ya sea que esta medicina venga en la forma de drogas farmacéuticas, homeopatía, hierbas, o energía curativa, al paciente raramente se le dice en estos encuentros paciente-practicantes que el cuerpo tiene la capacidad de curarse él mismo, si se le da las herramientas útiles para la salud, mientras se eliminan las toxinas dañinas. En lugar de eso, el paciente ha sido condicionado a tener una posición pasiva en relación a su salud, donde él automáticamente la asigna a su practicante del cuidado de la salud. El paciente concede su cuidado al practicante, raramente considerando el potencial del doctor o sus limitaciones visibles. La práctica de la "medicina alternativa" está creciendo, y ambos, el doctor y el paciente se han tornado más abiertos de mente. Pero cada practicante está limitado en su conocimiento de modalidades diferentes a las suyas mismas. Por ejemplo, muchos doctores alopáticos son conscientes de la Medicina China Tradicional, pero pueden no haber aprendido acerca del diagnóstico de la lengua, iridología, o la relación entre los dientes y nuestros órganos.

Hay un fuerte requisito para que el paciente se vuelva activo en el cuidado de su salud dentro del sistema de cuidado de la salud holístico integrativo. La pasividad del paciente es preferida en un sistema que se basa en tratar tantos pacientes como sea posible. Los pacientes son activos financieros en nuestros sistemas de cuidado de la salud globales actuales. El paciente debe tomar un rol activo en la responsabilidad de su salud, entendiendo sus síntomas, las causas de esos síntomas, alternar diagnósticos y tratamiento de los síntomas que se presentan.

En última instancia, el cuerpo quiere curarse él mismo. Si le damos las herramientas adecuadas, él regresará a su estado de funcionamiento saludable. Todos los pacientes deben estar motivados a explorar y a estudiar toda la información disponible acerca de la salud, incluyendo cualquier cosa en el primer plano. La internet tiene una sorprendente cantidad de información que está fácilmente disponible al público, pero aún hay mucha información que solo puede ser hallada en suscripciones de boletines médicos caras. Independientemente de la disponibilidad de la información, tenemos mucho espacio para evaluar nuestro nivel de motivación para repensar nuestra rutina diaria, ser más eficientes y priorizar nuestras metas para una mejor salud. No podemos adquirir la salud óptima sin tomar la responsabilidad personal.

Libere el planeta de los maestros esclavos

Ya que las fuerzas que están recibiendo los beneficios y premios de los sistemas que han creado para el *status quo*, ellos no estarán motivados para cambiar hasta que las desventajas que han creado superen las recompensas.

Para curar el planeta, primero depende de nosotros curarnos y curar el aire, el agua la tierra, y más. Las plantas, los animales, los insectos, los peces y las aves. Nuestro planeta, una vez muy bien desarrollado, hasta que nosotros empezamos a abusar de él muriendo prematuramente, como resultado de ello. Es hora de que miremos al espejo y nos preguntemos: ¿Por qué necesitamos curar el planeta y qué ha causado que el planeta se vuelva lo que es hoy? No esperamos "arreglar" nada hasta que cambiemos nuestro pensamiento, hasta que entendamos el problema, y hasta que estemos listos con soluciones activas. Nuestros pensamientos y nuestras emociones contribuyen a nuestras acciones. Si nuestros miedos, inseguridades, auto-dudas y avaricia continúan dominando nuestro amor, el paso de la auto-destrucción continúa su curso ante nuestros ojos. Los líderes del mundo (sujetos al poder que sea) encararán los problemas reales con ellos mismos, también. Ellos buscarán cambiar sus motivaciones a través de expandir sus consciencias para recibir más información nueva cada día. Cada uno de nosotros debe hacer lo mismo: dejar ir la desesperanza, la impotencia y la resignación. Debemos tomar las acciones apropiadas tal como comprar solo comidas no procesadas y apoyar agricultores orgánicos locales. Es crucial que eduquemos a los niños a ser recelosos de la propaganda en los medios enseñándoles la verdad acerca de vivir un estilo de vida saludable.

Nuestro enfoque debe ser sostenido en restaurarnos nosotros mismos de manera que dejemos a la naturaleza restaurarse ella misma, también. La naturaleza sabe qué debe ser hecho para regenerarse a un estado saludable. Nuestros cuerpos también saben qué hacer cuando les damos los nutrientes adecuados para satisfacer nuestras necesidades. Los curadores holísticos están creciendo en consciencia y en número, y continuarán haciéndolo. Empiece a mejorarse usted mismo preguntándose qué desea para su futuro y qué desea hacer hoy para lograrlo. Aquellos que continuamente buscan más, nunca están satisfechos con el estado de ellos mismos. Tal vez están enamorados de su poder y el control que ya tienen montado. Ellos experimentan dificultad en verse dentro de ellos mismos porque no hay deseo real, capacidad o motivación exterior de obtener más. Algunos despiertan cuando están cerca de la muerte y algunos nunca porque ellos están contando su dinero hasta el último día y aun buscando control. ¿Es, en realidad, menos de lo que necesitamos? Tal vez no es la mejor forma de parafrasearlo. Hay cosas que estamos seguros deben ser eliminadas y cada uno debe desarrollar su propio deseo para cambiar sus elecciones. Es el momento de simplificar nuestros deseos para armonizar más fácilmente y sin reparos con nuestras verdaderas necesidades corporales y planetarias.

No hay gurúes

Sí, usted tiene todo el poder. Todo yace en usted. Todo lo que tiene que hacer es aprender a usarlo. Por muchos años, los gurúes se han vendido bajo varios nombres, hallando compradores que pretenden salvarse a ellos mismos. En los últimos 25 años, estos mercaderes han hecho billones de dólares gracias al buen mercadeo y a la búsqueda publica de atajos o soluciones mágicas. Ellos no son conscientes de sus habilidades interiores para curar. Dé una ojeada a la internet y hallará muchos sitios vendiéndole algo en cada arena imaginable de su vida. ¿Ha gastado usted algún dinero en algo de ello recientemente?

Los gurúes del Dinero por Internet desean hacer plata vendiéndole a usted sus productos. Muchos de ellos utilizan información de psicología, neurología, medicina china, psicoanálisis, etc. Son muy listos en vender técnicas y ofrecer certificaciones tales como Entrenamientos Certificados de Ensueño, en sus programas. Sus ofrecimientos pretenden ayudarlo a usted y ayudar a otros. Una de sus esencias es hacer dinero para usted y para ellos. Todo eso está bien. Le ofrecen una situación ganar/ganar. Todo está hecho para que parezca fácil y hacen ofertas especiales. Aseguran que sus técnicas cambiarán su vida rápidamente.

Yo ofrezco una palabra de precaución: no persiga la zanahoria pagando por la carrera. El crecimiento real es usualmente un proceso más que un mágico y simple salto. La gente usualmente no des-aprende la historia de su vida ni hace cambios de estilo de vida sin hacer un trabajo paso a paso, lo que es necesario. Su cuerpo está programado para curarse a sí mismo, y usted puede asistirlo con la información correcta y la nutrición correcta para curarse a sí mismo energéticamente. Esta información incluye las ideas y dimensiones del karma físico, mental y espiritual. Entender los sistemas de energía en su cuerpo y cómo darles lo que ellos necesitan, promociona su capacidad para curar, amar y disfrutar usted mismo. Cuando usted se da cuenta de esto, se da cuenta de que somos iguales en nuestra capacidad de auto-curación y auto-gobierno. Nos curamos a nosotros mismos; otros solo pueden ayudarnos a hallar el camino. Solo nosotros podemos sanarnos dentro de nosotros, de manera que debemos hacer elecciones responsables.

Ni siquiera la persona en 'bata blanca' puede ayudar, especialmente si el motivador básico es lo que lo está haciendo a usted empeorar en cuanto su doctor continúa enriqueciéndose a partir de su enfermedad hasta el día de su muerte.

Cuando usted 'compra' dentro del sistema, usted está entrenado para ello, usted se da por vencido en su responsabilidad de educarse a usted mismo. Usted pasa esta pereza a las futuras generaciones de niños de cocos-lavados que continuarán buscando la curación desde afuera. No hay necesidad de continuar la vida con dolor o con poca energía. Aprenda cómo usar su poder para crear la energía óptima en su vida. Cuando usted desarrolla la correcta actitud y creencias, libera su pensamiento de bloqueo emocionales, desintoxicación, buena nutrición, hábitos de buen dormir, ejercicios y respiración, usted estará mejor preparado para desarrollarse y tornarse consciente del espíritu que usted ya es. Usted no necesita continuar viviendo su vida diaria controlada por los hábitos, las emociones, los sentimientos, las adicciones y otras heridas pasadas. Usted puede liberarse y vivir la vida que usted quiere vivir.

¿Si usted no lo hace ... entonces quién?

Para curar el planeta primero debemos curarnos a nosotros mismos, nuestras mentes, cuerpos, emociones y espíritu. Debemos vernos en el espejo y muy dentro de nosotros y hallar las causas de nuestro pensamiento auto-destructivo. No podemos "arreglar" nada hasta que cambiemos nuestro pensamiento. Nuestro pensamiento influencia nuestras emociones, las cuales contribuyen a nuestras acciones. Si los miedos, inseguridades, auto-dudas y la avaricia continúan dominando nuestro amor, espíritu y esperanza, el paso de la auto-destrucción continuará incrementando su retención en usted. Cuando el poder irracional y el dinero controlan las mentes de los poderes porque obtienen los beneficios y recompensas del *status quo*, ellas no están motivadas al cambio. Debemos cambiar y terminar nuestras desesperanzas, impotencia, pasividad, futilidad y resignación.

Cuando cambiamos nuestras motivaciones y consciencia, la naturaleza se restaurará a ella misma. La naturaleza sabe qué hacer, tal como nuestros cuerpos saben qué hacer dados los nutrientes correctos. La mayoría de los descubrimientos tecnológicos han llevado a incrementar la contaminación, las nuevas enfermedades tales como el cáncer infantil y la diabetes, los problemas de desechos atómicos, las drogas dañinas, los alimentos no naturales y procesados. Cuando perturbamos y destruimos la naturaleza, nos destruimos a nosotros mismos. Somos una parte de la naturaleza no separados de ella. Continuamos aprendiendo el poder de las fuerzas de la naturaleza aun cuando abusamos de ella. Debemos vivir en armonía con la naturaleza, cada uno(a), y dentro de nosotros mismos. Debemos enfocarnos en nuestras metas comunes, no en nuestras diferencias. Nuestras vidas deben ser dirigidas hacia nuestro crecimiento espiritual, con amor, paz, fe, hermandad y esperanza en el frente. Estamos creciendo en consciencia y números, y continuaremos haciéndolo si usted mismo empieza a mejorar hoy. Si usted no lo hace ¿entonces quién lo hará?

¡Hazte escuchar … mundo!

Usted tiene el coraje dentro de usted para cambiar y crecerá en usted cuando empiece a usarlo. Debe usarlo para cambiar usted, a su familia, a su comunidad, a su nación y al mundo. Usted está siendo retado por el miedo interno, arrojado por fuerzas falsas, externas que lo amenazan. Estas fuerzas se auto-sirven e intimidan a aquellos que logran su camino y los aleja de ellas.

¿Qué paso con su voz? ¿Qué pasó con sus pensamientos? El derecho a expresar sus pensamientos le ha sido garantizado, pero aun así usted retrae sus palabras. Muchos de ustedes están esperando sentirse seguros antes de hablar, si usted no se hace escuchar, usted no hallará la seguridad. Su simple voz, multiplicada por muchas otras, todas pueden crear el mundo que usted desea y en el que necesita vivir, una vida de confianza, sabiduría y compasión.

Hágase escuchar y cambie. Haga buenas elecciones, o continúe viendo su vida irse, mientras que siente indefensión y es controlado por falsas fuerzas. Cada persona que puede hablar alto, dar el coraje a otra para hacer lo mismo en esparcir el poder. Hablar alto le da poder real, que crece en usted, en su comunidad, en su nación y en el mundo. Empieza con cada uno de nosotros, se esparce a la mayoría, y finalmente, a todos.

Vivir en el miedo promueve el pensamiento. Pensar puede estimular el reto al coraje. Tener coraje, entonces, le da a usted una elección: permanezca donde está; o arriésguese a ir hacia adelante y crezca en su fuerza interior. Retrase el encarar este reto y usted se debilitará. Encare este reto y sentirá el gozo de crecer. Solo usted puede hacer esta elección. ¡Convoque su coraje, fortaleza, determinación y haga el compromiso para hacer una elección responsable para usted y para la humanidad!

¡Hazte escuchar mundo!

Si usted no despierta ya, morirá prematuramente

Millones de personas mueren prematuramente de enfermedades degenerativas, ataques al corazón, derrames y cáncer. Las estadísticas están ahí para probarlo. Sin embargo, se pone poca atención a ellas porque la mayoría de la gente se ha vuelto rígida en sus pensamientos y actitudes. Aun si ellos estuvieran dispuestos escuchar información útil, pronto la descartan y siguen con su camino usual. Cuando la gente ingiere toxinas y otras sustancias dañinas, seguramente sufrirán las consecuencias de hacerlo. Y aun sabiendo esto, continúan dañándose. ¿Qué es lo que les pasa en su pensamiento y psicología que les permite ser adictivos y mostrar una conducta auto-destructiva? ¿Aman ellos su alimento y otras adicciones más que sus propias vidas? ¿Es la negación un mecanismo tan fuerte que no pueden actuar racionalmente?

Después de muchos años de ser condicionados repitiendo hábitos negativos, no es fácil hacer cambios. La mayoría de las personas tienen una gran dificultad en cambiar sus hábitos de comer porque disfrutan ciertos sabores. Por ejemplo, tratar de comer comida sin sal es un cambio que la gente encuentra difícil de hacer. Mucha gente no conoce a qué sabe la comida sin sal. Han crecido con la sal y el azúcar, y encuentran la comida sinsabor sin la adición. Entonces, ¿cuál es el remedio de estos patrones de auto-destrucción? Cuando los medios de propaganda bombardean al mundo con sus productos, ¿cómo puede la gente aprender a hacer mejores escogencias?

La tecnología médica es más avanzada de lo que nunca ha sido. Los productos farmacéuticos han alcanzado un alza de todos los tiempos. La biotecnología ha hecho increíbles avances en clonación, trasplantes y partes corporales artificiales. Muchos billones de dólares son gastados anualmente en la investigación de cáncer. La industria de la vitamina ha crecido enormemente. A pesar de todo esto, así como de otros avances científicos, el cáncer está al alza, y ahora existen el cáncer infantil y la diabetes. Las enfermedades cardiovasculares son el asesino número uno.

Piense acerca de salvar nuestras propias vidas y las de su familia cuestionando las narraciones oficiales. ¿Por qué esperar para recibir un triple bypass, radiación, quimioterapia o una cirugía? Despierte ya y aprenda a vivir una vida más saludable.

Raíces del mundo

La verdadera fortaleza y poder residen en el espíritu de la gente del mundo como un todo. Ellas no residen en gobiernos ni políticos individuales, ni en ninguna autoridad mundial tales como El Banco Mundial, el Fondo Monetario Internacional, las Naciones Unidas, o el Banco de Pagos Internacionales. No reside en el Producto Interno Bruto de ninguna nación, bolsa de valores, tecnologías avanzadas, Reserva Federal, reservas de petróleo, depósitos de uranio, o en nada de valor creado por ningún individuo, o grupo de humanos.

El espíritu de la gente y las fuerzas naturales del universo son las verdaderas bases de la energía que nos guía. Cuando estos dos trabajen en armonía, como parte de cada uno, crearemos un mundo de amor, sabiduría, claridad, paz, compasión y elección responsable. Cuando el espíritu y la consciencia de la gente sean suprimidas y perdidas en el caos del materialismo, la avaricia y la destrucción, nos resignaremos a la indefensión y a la desesperanza. Cuando despertemos a nuestros seres interiores y nos demos cuenta de nuestra intrínseca auto-valía, nos respetaremos a nosotros mismos y uno al otro. Nos enlazaremos en libertad y respeto de nuestras diferencias en lugar de tratar de forzar nuestras vías en los demás.

Cuando dejemos el sobreconsumo, nos daremos cuenta de que ya fue suficiente para todos. Cuando dejemos nuestros miedos, inseguridades y sentimientos de impotencia, sentiremos fortaleza, amor y paz interior. Esto nos llevará a más camino espiritual; uno con efecto unificador. Nuestra enraizada unidad espiritual será una voz efectiva que los gobiernos, los políticos, y otros llamados líderes del mundo seguirán porque seremos la mayoría despierta y consciente. Nosotros, la gente del mudo; las bases, restauraremos la integridad a la destrucción caótica que debe detenerse antes de que sea muy tarde. Despierte usted, y despierte a los otros de su mundo personal a nuestra necesidad compartida de promocionar nuestra integridad personal y poder, de manera que podamos vivir las vidas que deseamos, más que las vidas que nos quieren imponer que vivamos.

SEGUROS, CÁNCER Y DROGAS

Hay tres instituciones que están tan atrincheradas en la comunidad médica que es difícil imaginar un futuro sin ellas. Ellas son los seguros, el cáncer y las drogas farmacéuticas. Todas son asesinos en su propio derecho, sofocando cualquier evolución que se haga en el cuidado de la salud con su poder absoluto.

La dólar-multi-billonaria industria de los seguros de la salud es, en esencia, un guarda moderno del cuidado de la salud. Una vasta población no puede pagar tratamientos privados, por lo tanto, tiene acceso restricto a ella (en teoría pretende proteger sus vidas). El cáncer, en todas sus formas, es el mayor asesino del planeta. Y la industria farmacéutica se ha tornado tan grande que controla mucha de la innovación en el cuidado de la salud.

La mentira del cáncer

¿Se han preguntado ustedes porqué las numerosas asociaciones médicas dedicadas a la investigación del cáncer no han hallado una cura para el cáncer en los últimos 50 años de estudio? En ese tiempo ha habido cientos de nuevos drogas y equipos médicos desarrollados en la lucha contra el cáncer, aun así, la Sociedad Americana del Cáncer predice que uno de cada dos hombres y una de cada tres mujeres se enfermará de cáncer en sus vidas. A pesar de estos números, los dos mayores tratamientos del cáncer son aun la radiación y la quimioterapia (de los cuales ambos causan daño a partes saludables del cuerpo).

La "industria" del cáncer es un negocio lucrativo. Es una coincidencia sospechosa que alrededor de cincuenta doctores de los Estados Unidos que afirmaban haber hallado la cura para el cáncer han sido hallados muertos (en el último conteo, el número estimado de muertes misteriosas de practicantes holísticos es de alrededor de 90). Si es cierto, esto es una tragedia a gran escala que, intereses otorgados en la industria médica están trabajando activamente, para detener la liberación de una cura para cualquier enfermedad, mucho menos una que es una industria multi-billonaria en dólares. Sin embargo, este patrón está siendo quebrado en lo que doctores alopáticos están ayudando a tratar el cáncer con desintoxicación y buena nutrición.

En su libro, La Política del Cáncer (1978), Samuel S. Epstein, M.D., acuerpado por documentación meticulosa, acusa que el establecimiento del cáncer permanece, en forma miope, fijarse en control del daño, diagnosis y el tratamiento, y la investigación básica genética con no siempre benigna indiferencia a la investigación de la prevención del cáncer y falla en superar al Congreso, agencias regulatorias y el público con información científica sobre exposiciones inconscientes a un amplio rango de causas evitables del cáncer.

Se piensa que el cáncer es, actualmente, causado por una combinación de factores que incluye ingerir comidas con químicos, falta de nutrientes adecuados en la dieta, poseer emociones negativas y pensamientos, respirar aire tóxico, absorber químicos tóxicos a través de la piel, absorbiendo radiación y otros procesos innaturales. Tratar el cáncer con métodos tradicionales de radiación y quimioterapia de ahora ha probado ser exponencialmente dañino. Implementar solo a ellos, o como un primer recurso los hace tratamientos peligrosos.

Los tratamientos de avanzada del cáncer, como el método Dr. Gerson, están actualmente siendo revisitados gracias a investigadores médicos como Ty Bollinger que escribió La Verdad Acerca del Cáncer (2016). En su trabajo, Bollinger reabre el tema sobre nuevas curas para el cáncer que evitan la necesidad de más químicos y radiación dañina. Yo estuve en la Junta Directiva de Gerson Institute en San Diego, California muchos años. Ellos son una organización sin fines de lucro dedicada a proveer educación y entrenamiento en la Terapia Gerson, una alternativa de tratamiento no-tóxico para el cáncer y otras enfermedades degenerativas crónicas. El instituto fue obligado a cambiarse a México en el 2014 porque el programa del Dr. Gerson estaba en la posibilidad de curar el cáncer, incluyendo casos de cáncer pancreático.

La Sociedad Americana del Cáncer aprobó dietas conteniendo aspartame (un edulcorante artificial), fluoruro, alimentos con alto azúcar, alimentos enlatados, pan rebanado, comidas procesadas e irradiadas. También promocionan queso y otros productos lácteos como buenas fuentes de calcio y comer frutas con cada comida[26]. Incluso dicen que es seguro consumir cantidades limitadas de comida frita. Esta información es incorrecta y el consumo de estos alimentos contribuye a la producción de células cancerosas. La Sociedad Americana del Cáncer ayuda a construir la industria del cáncer con estas indignantes afirmaciones.

Harry Edwards, antiguo presidente de la British National Federation of Spiritual Healers [Federación Nacional Británica de Curadores Espirituales], afirma en su libro, The Healing Intelligence [La Inteligencia que Cura], (1965), que la inteligencia de una célula "ha sido comparada con la de la mente" (página 77). Cuando una persona se vuelve frustrada, posiblemente debido al miedo, a la aflicción, al shock, o al desencanto, los procesos mentales de la persona sufrirán creando las condiciones para la enfermedad. La frustración continua lleva a la disfunción de las células. Edwards concluye que el cáncer puede ser causado psicosomáticamente. Muy raramente, sin embargo, un doctor alopático en realidad, investiga la posibilidad de que factores emocionales y mentales contribuyan a enfermedades como el cáncer. La auto-frustración interior puede ser la escondida y los sentimientos embotellados no liberan las tensiones que causan por sí mismos. Cada célula necesita la nutrición correcta y la eliminación de sus desechos. Cuando la célula está estresada por varias frustraciones y no puede funcionar apropiadamente, sus funciones son impedidas y se torna una célula enferma. El estrés repetitivo la martillea, haciéndola más disfuncional. Eventualmente, las células aledañas son afectadas y las enfermas continúan creciendo y esparciéndose, lo que puede causar un tumor. Esta importante causa de cáncer es, casi nuca, apropiadamente investigada por practicantes calificados del cuidado de la salud, aunque no es un nuevo descubrimiento.

---

[26] https://www.cancer.org/healthy/eat-healthy-get-active/eat-healthy.html

El cáncer es un "negocio" muy lucrativo para aquellos que ganan dinero de él. Personalmente me encantaría tener la oportunidad de trabajar con pacientes de cáncer como psicoanalista y psicólogo clínico. Sé bien, y muchos otros, que el estrés puede causar cambios en el cuerpo. Los que nos consideramos ser facilitadores de la curación debemos reconocer que solo el cuerpo se cura a sí mismo. Suprimiendo, o reprimiendo cambios emocionales a la mente inconsciente y enterrando emociones que afectarán al cuerpo atacando sus células.

La inteligencia del cuerpo puede limpiar una herida y formar un coágulo sanguíneo para cerrar una herida. También puede reparar las células afectadas por el cáncer con instrucciones apropiadas de sí misma. Cualquier doctor, incluyendo aquellos de las modalidades alopáticas; que están tratando a un paciente reconocerían esto, en lugar de cualquier tratamiento que el paciente reciba, el cuerpo del paciente debe también hacer que su parte de la curación logre resultados. La perspectiva, actitud y pensamientos del paciente deben ser de esperanza, combinada con la expectativa de que sus inteligencias espirituales, mentales y corporales curarán el problema. El paciente no puede ceder a un estado de desesperanza, desesperación y miedo y esperar la sanación. La curación avanzará cuando esto sea reconocido y enseñado en programas de entrenamiento profesional para la integración de modalidades. Debemos recordar la armonía y el balance que son necesarias entre el cuerpo, la mente, las emociones y el espíritu.

En 2017, hubo aproximadamente 1,688,780 nuevos casos de cáncer diagnosticados y 600,920 muertes por cáncer solo en los Estados Unidos. Ayudemos a que esta epidemia llegue a su fin.

El rol de las compañías de seguros y farmacéuticas

La comunicación y la camaradería son necesarias (hoy como siempre) entre los diferentes profesionales de la salud y las compañías de seguros. Las aseguradoras se posicionan para beneficiarse de la adición de más modalidades en su sistema. Modalidades alternativas emplean muchos doctores que tienen pacientes dependientes de ellos.

Las compañías de seguros son enormemente rentables e involucradas en todas las industrias del mundo. Cada corporación compra seguros. Ellos proveen muchos beneficios como cuidados de emergencia y exámenes de buena calidad. Sin embargo, también poseen una gran riqueza y ejercen poder sobre las reglas y regulaciones de sus doctores. Actualmente, las principales herramientas de tratamiento que las compañías de seguros apoyan son los fármacos y la cirugía. Es desafortunado que los doctores de los seguros estén atrapados por este tipo de estructura de seguros. Estos doctores solo tienen una cantidad de tiempo para consultar con un paciente porque el modelo actual se enfoca en la rápida entrega de más recetas por escrito.

Las corporaciones de seguros son tan poderosas que parecen que tiene control sobre juntas regulatorias. Las corporaciones farmacéuticas que suplen a los proveedores de seguros son monopolios gigantes que también tienen control sobre mucho del sistema de educación alopático. Estos doctores son enseñados a ser orientados a los fármacos al recetar alivio para los síntomas. Como resultado de ello, una gran mayoría de pacientes se han tornado dependientes de las drogas debido a los indeseables efectos colaterales de las drogas prescritas. Las drogas tienen la habilidad de prolongar la enfermedad mientras que el negocio del tratamiento se mantiene fuerte y el sufrimiento continúa.

Las compañías aseguradoras tienen dos golpes contra ellos: ellas son típicamente compañías públicas, sujetas a sus accionistas; y tienen muchas reglas para seguir en el diagnóstico y tratamiento de sus pacientes. Ellas necesitan mostrar ganancias a sus accionistas para sobrevivir dentro de un libre mercado de economía. Sus Presidentes y otros oficiales tienen salarios muy altos y los mantienen en la forma en que los doctores "produzcan," y la compañía debe mostrar ganancias. Los gastos deben ser minimizados, las consultas se tornan limitadas en el tiempo y las referencias a los especialistas y los exámenes son económicamente (y en tiempo) restringidas.

Un ejemplo personal de esto fue cuando un doctor del cuidado privado dio un consejo discrepante a un doctor de cuidado primario que se rehusó a reconocer las sugerencias. Mi doctor del cuidado primario optó por usar los protocolos sancionados por el seguro, más que proceder con los test sugeridos por el practicante privado. Esto significa que yo tuve que soportar una larga espera para los resultados de los test que pudieron haberme ayudado más temprano. Estos tipos de procedimientos paciente-doctor son típicos, aunque ellos no son una buena práctica cuando se refiere al cuidado del paciente. Es un sistema donde el dinero es primero, el paciente es segundo. Economizar y retrasar las visitas a los especialistas reduce los gastos de seguro del doctor del cuidado primario de la salud.

Ejemplos de acciones del cuidado de la salud con dividendos son Laboratorios Abbott, que pagaron 2.8% y tienen un retorno de 47% en comparación con S&P 500 en 2017, que tuvo un retorno más bajo. Merck & Co. un pago de 3% de dividendos, y Johnson & Johnson un pago de 2.8%. Las compañías públicas harán lo que sea para hacer dinero para los accionistas. Y cuando nuestra industria del cuidado de la salud es poblada por compañías públicas que pretenden satisfacer las obligaciones de sus accionistas, esto significa que cosas como cirugías y tratamientos innecesarios, o largos tiempos de espera y cortes de servicios se vuelven la norma.

El primer paso realista para cambiar sería demandar que las industrias aseguradoras acepten modalidades diferentes en su sistema de seguro. El dinero de los pacientes será economizado a través de tratamientos más prontos y eficientes, menos cirugías, así como buenos programas de prevención de las enfermedades. Trabajando dentro de un sistema de cuidado holístico integrativo de la salud, podemos lograr una curación más completa para todos los pacientes. El sistema actual de "cuidado de la salud" necesita ser mejorado para tornarse orientado al cuidado del paciente y no enfocado al dinero.

Entonces, ¿Qué pasa con el buen doctor que está sobrecargado de pacientes y limitado en el tiempo? ¿Qué pasa a su corazón y empatía cuando él está "atrapado" por deudas y otras situaciones financieras? El doctor puede tener un buen corazón, pero los accionistas quieren un dividendo. y ver cómo suben las acciones en el mercado. ¿Hay alguna motivación para velar por las necesidades del paciente? La intención detrás del tratamiento puede afectar al doctor, al paciente y a la relación de ambos. Un doctor con la intención de "procesar" diagnósticos y tratamientos 'en seguros de 15 minutes' no puede tener el mismo efecto curativo de uno que realmente se preocupa y no tiene establecidos los límites de tiempo restrictivos, ni otros límites. Es inherentemente obvio qué tipo de servicio la mayoría de pacientes preferiría.

El cuidado primario directo es un pequeño, pero rápido creciente movimiento de doctores alopáticos que no aceptan el seguro, en lugar de eso, cargan una cuota mensual de membresía. En el momento cuando muchos sienten la presión de los altos costos del cuidado de la salud, los modelos de cuidado directos primarios pueden ser una alternativa más barata que ofrece un rápido acceso a los doctores y algunas veces a precios de oferta sobre los medicamentos y los test de laboratorio. Este modelo está obteniendo mucho interés de doctores jóvenes, residentes y estudiantes de medicina que ven que ésta es una alternativa al modelo del cuidado de la salud tradicional de 'cuota por servicio'. Pero aún hay retos que encara el movimiento (desde aseguradoras oponiéndose al modelo hasta problemas relacionados al rápido crecimiento del movimiento).

Drogas, Drogas, Drogas

Por muchos años, las compañías de drogas han tenido mayor influencia sobre la educación médica alopática. Los doctores están entrenados en el uso de las drogas. Estas drogas son recetadas a la mayoría de los pacientes después de una consulta. Estas drogas son principalmente usadas para aliviar síntomas, mientras que el estudio intensivo de la causa de los síntomas es desatendido. Casi todas las drogas alopáticas debilitan el sistema y tienen efectos secundarios que pueden probablemente causar otros síntomas (ahora o en el futuro). Un ejemplo bien conocido de esto es que los antibióticos destruyen los buenos microbios, así como los malos, dejando espacio para más virus para mutar. Las drogas estatinas son otro ejemplo que son recetadas para luchar contra la enfermedad cardiovascular. Entre otros efectos secundarios, los dos mayores efectos negativos asociados a las drogas estatinas son: rabdomiólisis, una seria condición en la que las células de los músculos se dañan; y daño al hígado, que puede ocurrir cuando las estatinas causan un incremento en las enzimas del hígado para ayudar a la digestión. Estos tipos de drogas son recetadas cuando hay recomendaciones de estilo de vida más simples que pueden ser hechas para luchar contra cosas como las enfermedades cardiovasculares.

El principal nutricionista clínico, Dr. Patrick Quillin, ve el planeta tierra como nuestra más grande farmacia y dice que estamos ignorando muchos de sus tratamientos. En los Estados Unidos, alrededor de $280 billones se gastan en un año en recetas de fármacos.[27] Según el Boletín de la Asociación Médica Americana, hay 140,000 estadounidenses que mueren cada año por el uso de fármacos recetados bajo etiqueta siguiendo las órdenes del doctor. Esto pone a las drogas de receta en alguna posición cerca de la tercera causa principal de muerte en los Estados Unidos por usar fármacos que son raramente efectivos, ¡pero frecuentemente tóxicos!

Peter C. Gotzsche, MD es el co-fundador de The Cochrane Collaboration [La Colaboración Cochrane], una red global independiente de investigadores, profesionales, pacientes formados para organizar hallazgos de investigación médica. Ellos buscan facilitar elecciones basadas en evidencia acerca de intervención en la salud. El Dr. Gotzsche dice que hace dos años, él halló que las drogas recetadas eran la tercera causa principal de muerte después de las enfermedades del corazón y del cáncer. "Nuestros fármacos matan cerca de 200,000 personas en los Estados Unidos cada año, y la mitad de esa gente muere mientras que hacen lo que los doctores les dijeron que hicieran. De manera que ellos(as) murieron a causa de los efectos secundarios. La otra mitad muere a causa de los errores, y son, frecuentemente, los doctores los que cometen los errores porque cada droga puede venir con 20, 30, ó 40 advertencias, contra-indicaciones, etc. Ningún doctor sabe todo esto, de manera que ellos dan drogas a los pacientes que no debieron darles y que interactúan peligrosamente con otras drogas y alergias a las comidas.[28]

Hay algunas excepciones donde las drogas son necesarias para tratamientos de emergencia, pero estos ejemplos son menos de los que nos llevan a creer en la medicina alopática apoyada por las industrias farmacéuticas y de seguros. Es claramente sabido que la cantidad de nuevas recetas aumentan cada año, y nuevas etiquetas son dadas a condiciones largo conocidas como el síndrome de las Piernas Inquietas que es algo hoy tratado con drogas. Lo que una vez se llamó un niño nervioso, y más tarde, niño hiperactivo, es ahora alguien que sufre de Déficit Atencional y Desorden de Hiperactividad, y nuevas drogas

---

[27] Brill, Stephen. *Bitter Pill: Why Medical Bills Are Killing Us*. Time Magazine. [Píldora Amarga: ¿Por qué las Facturas Médicas nos están Matando? Revista Time], 2013.

[28] https://www.youtube.com/watch?v=dozpAshvtsA

son prescritas con cada cambio de diagnóstico. Nuevos síndromes igualan el incrementado desarrollo de negocios para las compañías de fármacos. Y la falta de información y educación en los pacientes y practicantes perpetua el uso de drogas.

ESPIRITUALIDAD

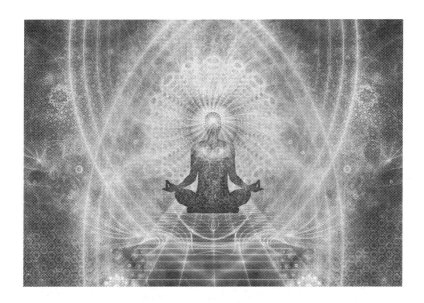

"No cambiamos nada, a menos que lo aceptemos." Carl Jung.

Donde sea que quieras ir, es mejor ir allá en pequeños pasos. Cambiar la química de su cerebro con un tratamiento de shock puede traerle cambios positivos en su vida, pero eso es un estado reactivo más que un estado reflexivo. Esto significa que usted podría perderse las lecciones importantes que vienen con hacer cambios conscientes. Y para ser más espirituales, necesitamos ir a donde queremos ir en fases, de manera que la mente y el cuerpo tengan la posibilidad de entender, aceptar y asistir en los cambios que nuestro espíritu busca.

Una creencia central en el shamanismo es que cuando sea que usted quiera aprender a encarar el hecho de que va a morir, usted desarrolla un sentido de libertad. Aprenda a encarar éste, el mayor de los miedos ahora, y elimínelo. Este es el primer paso para desarrollarse y hacer crecer su espiritualidad porque el miedo a la muerte es nuestro mayor obstáculo para ser libres. Algunos shamanes creen que nosotros también tenemos otros miedos: el de la inseguridad, el de la vejez, la enfermedad y el sufrimiento.

La espiritualidad puede significar diferentes cosas para diferente gente. Abajo hay varias preguntas para ayudarlo a considerar qué puede significar la espiritualidad para usted, ya que es tan difícil definirla en un sentido general. Trate de responder algunas de estas preguntas antes de pasar al siguiente párrafo:

¿Es usted consciente de qué es espiritual?
¿Toma usted su tiempo para pensar acerca de, o a mirar su espiritualidad?
¿Existe la espiritualidad para usted?
¿Existe, aunque usted no crea en ella?
¿Dónde existe?
¿Es real, o es solo una creencia, o aun un estado de la mente?
¿Qué es la espiritualidad?
¿Cree usted en la habilidad del espíritu para ayudar a conquistar sus preocupaciones y miedos de falta de apoyo, vejez, enfermedad y muerte?
¿Es energía de espíritu, aunque sea inmaterial?
Si usted es fuertemente decidido, ¿necesita ser espiritual?
¿Está la espiritualidad basada en el amor y la compasión?
¿Es usted espiritual, aunque no crea en ello?
¿Necesita pensar en ser espiritual o solo está ahí todo el tiempo?
¿Crean los humanos el concepto de espiritualidad?
¿Son las aves, los peces y las plantas espirituales?

El espíritu es inmaterial. Se ha llamado un principio vital en los humanos y en los animales. La palabra 'espíritu' se deriva de la palabra latina *'spiritus'* refiriéndose al alma, al coraje, al vigor y al aliento. Es algo que trasciende las fronteras del cuerpo y la mente.

Tradicionalmente, la espiritualidad ha sido conectada con la religión y la imagen de Dios, o la idea de entidades divinas. La noción de espiritualidad recientemente cambió a ser percibida como una dimensión sagrada gracias a los días de la física moderna. Puede ser concebida como una fuerza supernatural que no es observable, sin embargo, está presente. Por ejemplo, los neuro-científicos han hallado que las experiencias espirituales pueden tener efectos poderosos en los neurotransmisores de la persona. La espiritualidad moderna se enfoca en el valor y el significado de la vida. Es un paso interior a la esencia de su ser. Las prácticas modernas espirituales pueden incluir privación que apunta a la purificación del cuerpo, minimizando y purificando el egocentrismo del ego en favor de la unidad y conexión al Todo divino.

El propósito aquí no es hacer un estudio de la espiritualidad, más bien entender cómo se relaciona y afecta a la salud y al cuidado de la salud. Ya que cada uno de nosotros tiene su propia definición y práctica de la espiritualidad, establezcamos una línea base la cual podamos seguir todos:

¿Puede alguien que come carne ser espiritual, aunque el animal sea matado por otro?
¿Es la espiritualidad aprendida, o todos somos espirituales, ya sea que seamos conscientes de ello o no?
¿Hay diferentes niveles de espiritualidad a ser lograda?
¿Es espiritual alguien que daña a otros?
¿Cómo se relaciona el espíritu a los políticos, a las corporaciones, a los legisladores, a los medios, a la gente, etc.?
¿Es la espiritualidad una parte necesaria del cuidado de la buena salud; para ayudar a la creencia de la persona acerca de la curación?

La espiritualidad es una parte necesaria del cuidado de la salud porque ayuda a creer que hay un propósito en curar y en vivir. Cuando creemos que todos estamos conectados por el espíritu, encontramos valor en la vida que se extiende más allá de nuestro ego individual. La integración holística puede ser establecida como un valor central y la base para obtener buena salud porque reconocemos que todos somos diferentes en nuestras reacciones, pero en nuestras reflexiones podemos encontrar cosas en común. Podemos lograr la mejor salud cuando nos limpiemos de pensamientos, sentimientos y conducta negativos que nos separa uno del otro. Responder las preguntas anteriores nos ayudará a establecer nuestra base global para el propósito y el valor de la vida, y nos lleva a la armonía.

No estamos separados

Cuando inhalamos y exhalamos, nos conectamos con el aire que cada uno está respirando. Cuando comemos, nos conectamos con el planeta del que todos nos alimentamos. Es su ego lo que separa a usted de otros en su mente. Es realmente así de simple, y aun así nuestra historia humana nos entrena a tener diferentes creencias. Somos entrenados, se nos lava el cerebro, somos condicionados a sentirnos removidos del mundo natural en nuestras mentes, y nuestros procesos compartidos son hechos para sentirnos automáticos o reactivos más que reflexivos. El propósito de este tipo de condicionamiento es ganar y mantener control de poder y dinero.

Lentamente nos estamos matando con radiación, con los OMGs, con la contaminación, las drogas, con los alimentos grasos errados, y más. Lo que algunos pueden llamar "progreso" puede no ser progreso para otros, o para el planeta. Cuando matamos la hierba con Glifosato, estamos envenenando nuestra tierra y nuestro alimento.[29] Las sociedades exitosas a través de la historia, como los Incas, cultivaron mucho alimento y no envenenaron el planeta ni a ellos mientras lo hacían.

Lo que pudo haber iniciado como espiritualidad en los humanos se ha tornado en religión para obtener ganancias y poder. Muchas de las religiones a través del tiempo dividieron a la gente para conquistarla. En una forma muy similar, el intercambio de bienes en un mercado evolucionó eventualmente en sistema bancario de la Reserva Federal que ha llevado hoy a los Estados Unidos a una deuda de $21.6 trillones.[30] Desde la simplicidad a una gradual auto-destrucción, nos convertimos desde nuestras manos humanas y el arado en armas nucleares. Aquí estamos, luchando y luchando, cada día con más y más prisa.

---

[29] https://www.the-scientist.com/news-opinion/
how-toxic-is-the-worlds-most-popular-herbicide-roundup-30308
[30] http://www.usdebtclock.org/

Las religiones pueden tener diferentes nombres para sus dioses, pero todas ellas son sinónimos de energía. Las religiones colocan sus ideas de poder en las manos de los dioses que son vistas como fuerzas externas, lo cual significa que, para la mayoría de las religiones, se piensa que el poder está fuera de uno mismo. La espiritualidad y la energía pueden ser una y la misma. Los científicos han estado de acuerdo de que todo está compuesto de energía que no puede ser creada ni destruida. El budismo ve el poder dentro de usted, lo cual es una creencia muy diferente para la mayoría de las religiones y, aun así, en alineación con la mayoría de las ideas progresivas en la ciencia moderna.

La separación, por otro lado, lleva a pensamientos y acciones negativos que causan destrucción. Pero la fe y la esperanza pueden estar en ambas fuerzas, la interna y la externa; en Dios y en usted mismo. Lo importante es que aprendemos a manejar nuestros egos y a sentir que, si todo es uno, entonces, la idea de "dios" no puede existir sin la idea del "yo" y vice-versa, aunque una no tenga poder sobre la otra. De manera que, no importa en lo que usted crea, ya sea Dios o usted mismo; lo que cuenta es que usted cree de todos modos. Muchos de nosotros hemos invertido en nuestras creencias porque se nos ha enseñado que es lo que somos, de modo que, tomara una mente abierta para empezar a pensar acerca de la idea del "poder" sobre nuestras vidas, y acerca de no separarnos de nosotros mismos, o de nuestro lugar sobre el planeta. Somos interdependientes, y los poderes que sean, o los controladores de los recursos de nuestro planeta como los bancos, las corporaciones y los medios, un día verán que ya no serán capaces de controlarnos a pesar de sus esfuerzos. Creando nuestra consciencia, conocimiento y consideración de nuestro lugar en el todo, retomaremos nuestro poder para crear. No estamos separados y nuestra interconectividad es la base de la vista holística integrativa.

Disolviendo las partes inútiles del ego

¿Qué significa disolver la parte inútil de su ego? Un simple entendimiento del ego es la idea que usted tiene de quién es usted. El ego hace uso de sus sentidos, lo que piensa, siente y hace. Esta es una definición simplificada, de manera que, si usted necesita un entendimiento más detallado, por favor chequee el más cercano wiktionary. En lugar de eso, a nosotros nos gustaría enfocarnos en qué significa disolver las partes del ego que no sirven a su salud.

Las partes inútiles de su ego pueden ser explicadas como esas veces en las que usted piensa que es mejor que otros; o cuando usted posee más información acerca de la que otros poseen y los ve como inferiores; o cuando usted hace algo para mostrar lo inteligente que es. Suspenda cualquier idea acerca de quién se experimenta como usted mismo bajo circunstancias normales. Tal vez esto suene inusual o loco, pero la gente hace esto todo el tiempo, como esos que usan las sustancias para alterar la mente para pensar, sentir y actuar diferente de sus seres como "el sí mismo normal."

Es comúnmente aceptado que toda la materia es energía. La física cuántica puede ayudar a entender que nosotros, y todo lo demás, somos hechos de partículas de energía que nos hemos juntado en nuestra forma única. Estas partículas nos crean, y crean todo lo que pensamos, sentimos y hacemos. La energía está frecuentemente definida como la capacidad para trabajar, de manera que estas partículas de energía que llenan nuestro ser son elementos básicos de nuestro ser total. Se manifiestan en diferentes formas, desde humanos a rocas, plantas, carros, animales, tablas, pensamientos, pulmones, hígados, corazones, espíritus y cualquier otra cosa en la usted pueda pensar. Todo tiene un denominador común de esta energía básica, por lo tanto, es lógico que esta energía básica aplique a todo y a todos nosotros. Hay una conexión básica entre todo. Si podemos aceptar esto, nos podemos dar cuenta que todos tenemos la fuerza de una energía en común. En esta conexión nos damos cuenta de que no hay diferencias reales entre nosotros cuando venimos de la misma energía. La diferencia implica separación, y solo somos diferentes en nuestros egos.

Se ha observado a través de la historia que nuestras diferencias llevan a conflictos que llevan a guerras y a otras acciones destructivas. Cuando aprendemos a suspender temporalmente la idea de nuestras diferencias, el mundo podría funcionar más constructivamente. Podríamos no gastar energía en reaccionar a nuestras diferencias y podríamos canalizar nuestra energía a resolver los problemas colectivos, como nuestra salud, y la salud de nuestro planeta. Cuando aprendemos a cómo disolver conscientemente las partes inútiles de nuestros egos, experimentaremos esta energía básica de la que todos nos componemos y conscientemente controlar los resultados rastreando sus pasos a través de nuestra energía compartida.

Aprender cómo ejercitar nuestro control consciente es algo que podemos lograr a través de la meditación, la afirmación y la creación. Ejercer el control consciente es disolver temporalmente las partes negativas del ego, y luego volver a ganar el control sobre el ego. Cuando esto es experimentado directamente, es mucho más diferente que leer o hablar de ello porque aprendemos que no hay separación y que todo es uno y lo mismo. Aun cuando retrocedemos en pensar, sentir y actuar en nuestro ego, siempre recordaremos la experiencia de unidad. Es una puerta que no puede ser cerrada (y no debe ser cerrada) una vez abierta.

Cuando finalmente no haya separación, empezaremos a vernos a nosotros mismos, y al planeta, como un tipo de energía, manifestada en diferentes formas. Disolveremos las barreras causadas por las diferencias en poder y control entre todos y todo. Reconoceremos que podemos ejercer el mismo poder y control. Cuando nos vemos a nosotros mismos y al planeta como una sola unidad familiar, nos tornaremos activamente armoniosos, trabajando y viviendo conscientemente por nuestras metas mutuas.

Lograr este estado de consciencia experimentada se requiere deseo y motivación para aprender cómo alejar el poder de las fuerzas egoístas de control que han estado en operación a través de la historia. Para aquellos de nosotros que carecemos del conocimiento de estas fuerzas, estamos atrincherados en nuestros egos y comprometidos a la separación y a la destrucción de sus causas. Motívese para entender más acerca de disolver su ego para su propio beneficio, por el de su familia, por el de toda la humanidad y nuestro planeta compartido.

El ego no es del todo negativo. Necesitamos que nuestros egos funcionen. Los párrafos y la teoría antes mencionados no son prácticos. La vida no existe en teoría sola, sino a lo largo de un ego activo. El punto es que necesitamos ser conscientes de nuestros egos y escoger la función con pensamientos positivo, sentimientos y emociones.

Mejor educación

La vida es preciosa. Las cosas vivas sobre el planeta no están separadas de él. El aire, el agua y la tierra no están separados del planeta. Ellos no están separados de los gobiernos, de la política, de los medios, de las corporaciones ni de los bancos del mundo. Todo funciona junto porque vivimos en un sistema controlado que puede ser definido como energía. Para lograr una salud óptima, se requiere información útil (del tipo que va a beneficiar a toda la humanidad). En lugar de eso, se nos ofrece mala información de control mental por los poderes establecidos que desean convertir al mundo en un estado esclavo, manejar un gobierno único, loco, suicida, psicopático y asesino.

Nuestra consciencia de los instrumentos de separación y control han crecido rápidamente desde el advenimiento de la internet. En lo que más gente despierta y ve la realidad más claramente, pueden escapar a los patrones controlados de pensamientos, a los sentimientos y a las acciones. Podemos aumentar nuestra consciencia de la comida que comemos, del aire que respiramos, del agua que tomamos, de las drogas que consumimos, de la radiación que absorbemos, etc. Podemos liberarnos de la esclavitud inconsciente en la que vivimos volviéndonos consciente de ella. Podemos reevaluar nuestras creencias, sacándolas de la matriz controlada; reevaluar la educación que recibimos de las autoridades, tales como los padres, nuestros maestros, los doctores o los medios. Podemos reevaluar todo tomando la responsabilidad, aprendiendo de nuestra propia volición, y usando una mente abierta para eliminar la información tendenciosa, las mentiras, la propaganda, por la que hemos estado limitados. Podemos reemplazar los viejos sistemas de control (las matrices por medio de la cuales operamos) con información nueva y fresca que es llenada con más verdad. Podemos hacer elecciones acertadas para nuestra salud, la salud de nuestros niños, y la de nuestro planeta. Podemos escapar de la 'Gran Matriz' designada por los viejos controladores que usan la programación subliminal inconsciente para entrenar nuestros egos y apartar el poder de nuestras elecciones.

La 'Grand Matrix' nos enseña a comprar pasta de dientes que está llena de neurotoxinas y de fluoruro. Nos enseña a comprar nuevos 'teléfonos inteligentes' y pantallas de televisión más grandes cada año. El sistema educacional puede ser revisado para enseñar a nuestros niños acerca de su salud y la del planeta. Podemos enseñar a nuestros niños que consumir comidas con más de 10,000 aditivos no es más saludable; o que consumir animales inyectados de hormonas y antibióticos no es saludable; o que tomar drogas farmacéuticas recetadas por doctores alopáticos no es la solución. Esta educación puede empezar a una edad temprana y necesita enseñar pensamiento crítico y creativo, imaginación y responsabilidad. La educación de los doctores alopáticos necesita mantener lo que Hipócrates enseñó: *no hacer daño*. Este principio está en el juramento de los practicantes alopáticos occidentales, y significa que ellos necesitan evaluar los efectos de la quimioterapia ya sea la radiación en los pacientes de cáncer y estudiar el valor de las comidas enteras, el dormir y el ejercicio en la curación.

¡Déjese llevar!

Deje ir a quien usted piensa y cree que es. Con los ojos cerrados, concéntrese en la idea de que usted está hecho de puntos vibrantes de energía viva que danzan en el ojo de su mente. ¿Podría usted imaginarse que estos vibrantes puntos dinámicos de luz hablen de física cuántica? Si usted puede creer que el universo está hecho de partículas de unidades de energía y que todo hierve para mover la energía, entonces, usted querrá intentar el siguiente ejercicio de imaginación:

Hable con la lengua del sentimiento, del corazón y del espíritu; no solo con la lengua de las palabras.

Irradie energía de su corazón; no solo con la lógica de la limitada mente, entrenada por los maestros esclavos que enseñan conformidad y obediencia en sus mensajes de productos.

Cierre sus ojos y deje sus ríos interiores de energía y espíritu lo lleven; sin miedo a lo desconocido. Flote río abajo con paciencia y amor ... no nade.

Alimente la energía universal sin forma. No trate de entender qué es lo que debe aún ser etiquetado. Confíe en lo desconocido y deje que lo transporte con su flujo y caudal a la orilla de su consciencia. Deje que la corriente pacíficamente lo lleve más allá de sus anteriores límites.

No se deje intimidar por los asuntos del mundo, ellos están en su propia evolución y llevan a sus propias consecuencias naturales. Deje que las leyes de la naturaleza prevalezcan sobre las ilusiones humanas.

Entre en la esfera del corazón - la luz - el sentimiento - el espíritu sin forzar el ingreso; solo entonces logrará entrar. Los sentimientos en el corazón de amor y compasión son inseparables. La energía y el espíritu mueven todo, y le traerán a usted paz y curación.

CONCLUSIÓN

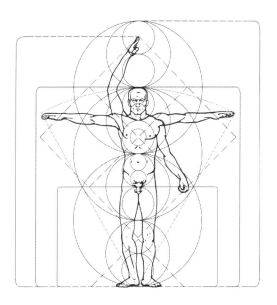

"*Nadie puede tener maestría mayor o menor que la propia.*" Leonardo da Vinci.

El Futuro

Con todos los temas de este libro en mente, esperamos que usted pueda ver la necesidad del Diagnóstico del Equipo Holístico Integrativo. Entender todos estos temas toma tiempo y paciencia del doctor que es apresurado por presiones de tipo financiero, y el paciente que es apresurado a volver a su "vida normal."

El 'Equipo Holístico Integrativo' ofrece muchas ventajas sobre un solo practicante. En el trabajo de Irving Jamus, Victims of GroupThink [Víctimas del Pensamiento de Grupo] (1972), el autor describe la psicología de los miembros de un grupo. Por ejemplo, los practicantes de la medicina alopática tienden a tener la idea de ser invulnerables en su racionalización colectiva. Ellos frecuentemente creen que solo ellos tienen la razón y que los de afuera con ideas diferentes a las propias, no la conocen. La persona con una mente cerrada continua en defender su posición.

En un equipo holístico nunca debemos perder de vista la necesidad de ayudar. El equipo holístico integrativo puede ser de gran valor para los pacientes que se recuperarán más rápido porque los doctores dan mejor ayuda, y ambos, el doctor y el paciente han mejorado la apertura de sus mentes. Los doctores vivirán más tiempo, usando un modelo de terapia holística más integrativa. Después de todo, ellos serán sus propios futuros pacientes.

La Visión

El shaman visualiza qué fuerzas no existen en el mundo material. No solo es un soñador, sino un pensador conectado a una consciencia e inconsciencia especiales.

La Teoría Holística Integrativa va más allá del cuidado de la salud. El cuidado de la salud es un aspecto de vida holístico, así como el planeta holístico y el universo holístico. Nosotros no estamos separados del sol, del aire, del agua ni de la tierra. El contenido de este libro separa 'cuidado de la salud' del universo en un intento de ayudar a la gente a adquirir mejor salud. Pero cuando separamos cosas, también perdemos alguna información que es hallada en la conexión de ambos. 'Todo' es más que la suma de sus partes.

Se puede vivir mejores vidas con el conocimiento que nosotros los humanos ya hemos descubierto en la medicina moderna. Lo que está disponible ahora puede estar limitado en sí mismo; sin embargo, nuevas fronteras y nueva información están siendo descubiertas constantemente, aunque ellas estuvieron en existencia todo el tiempo. El primer paso en la Terapia Holística Integrativa es la consciencia. En lo que la humanidad desarrolla más consciencia (de nosotros mismos y del mundo externo), en lo que nosotros desarrollamos mayor consciencia del corazón, tenemos la esperanza y creencia de que podemos mejorar nuestra salud total. Yo escogí el paso de la acción. No doy freno a los pensamientos. Paso por paso, procedo. Yo también soy más que un soñador. Cuando escribí el libro Integrative Therapy: Foundation For Holistic and Self-Healing [Terapia Integrativa: Fundamentos de Holística y la Auto-Curación] (1978), vi como las terapias que conocí necesitaban trabajar juntas; la separación creó límites.

El pensamiento y la intención son la madre de la acción en la mayoría de los casos. La toma de acción usa el pensamiento anticipado que nos ayuda a visualizar qué tiene buen chance de volverse realidad paso a paso. Es mejor no gastar demasiada energía visualizando lo que probablemente no pasará en el futuro cercano. No pierda energías en ilusiones. En lugar de eso, gaste más energía en la acción, en apoyo a la visualización. La visualización puede fortalecer la acción, sin embargo, no visualice lo imposible ocurriendo ahora.

Ha habido veces cuando esos que introducen y enseñan visualización han empacado y vendido lo que puede ser considerado como *falsas esperanzas*. Trate de visualizar el obtener un nuevo carro en el próximo mes y cuénteme qué ocurre. Visualice estar en perfecta salud en el futuro y escoja establecer metas realistas en las que usted puede tomar acción inmediata en apoyo de su visualización.

Ahora, mi esperanza es que ha llegado el momento para la integración de terapias, como se ha mostrado por lo que ya ha tomado lugar en conferencias cumbre, centros de terapia, y diálogo general. La gente busca un cambio para los actuales estándares del cuidado de la salud y desea experimentar la curación real de la causa de sus enfermedades. El progreso ha ocurrido a su propio ritmo debido a las muchas fuerzas de interés personal egoísta que limita un progreso humano saludable. Pero con consciencia incrementada, las viejas fuerzas están siendo rotas. Nuevas fronteras en nutrición, terapia de células madre, bio-electrónica, y más, está en progreso. En lo que esta evolución toma lugar, la humanidad gana más apertura y sinceridad en los corazones y mentes de los líderes en la arena de la salud. Los doctores alopáticos están empezando a hablar de nutrición aun cuando ellos inicialmente fueron entrenados en compañías de fármacos. El tiempo ha llegado para que cada uno de nosotros aprenda y sepa verdad.

Yo trato de mantener mi visión tan clara como puedo, considerando la realidad presente y el futuro. Es por eso que veo una evolución, no una revolución en el cuidado de la salud. 'Los Poderes Establecidos' han ganado gran control sobre la humanidad, pero no nos controlan a todos nosotros. La información, y su habilidad para retener y obscurecer, ha sido su método para ejercer control sobre la población mundial a través de la historia. Parece que ellos traen interminables nuevos métodos para controlarnos usando técnicas de lavado de cerebro astutamente elaboradas. O aun el control directo. No subestimemos sus intenciones o su influencia. Las fuerzas de la verdad y del corazón se mueven hacia adelante en forma constante, a su ritmo. Los poderes establecidos no nos poseen a todos. Aún podemos soñar, imaginar y visualizar. Y como una persona piensa, así será.

Mi visión es que los diferentes practicantes de la salud y del cuidado de la salud pronto hablarán uno con el otro y los pacientes se volverán más responsables de tomar sus propias necesarias acciones preventivas para ellos y sus niños. Mi visión es que la humanidad desarrollará un reconocimiento fuerte de su poder interior y se hará cargo de su salud. Mi visión es que la humanidad investigará y estudiará qué es lo que más importa, dejando atrás sus tendencias pasivas. En lo que este progreso se desarrolla lentamente, los cambios planetarios tales como la calidad del aire, el agua, y la tierra pueden mejorar. No podemos apresurar la semilla para que crezca en una planta. Es bueno tener visiones siempre que hagamos lo necesario cada día para ayudar a materializar los resultados en acción.

El cuerpo muere. Lo que viene después es un asunto de creencia personal. Y si yo voy a especular, sin un cuerpo que cambie, la consciencia es libre de conectarse a todo, incluyendo la energía de lo que colectivamente creamos. Ahora es el momento de dar forma a nuestros cuerpos para hacer que el mundo sea mejor, más saludable y un lugar más holístico. El mundo es holístico cuando usted tenga el conocimiento y la consciencia de que es holístico.

Yo doy gracias desde un lugar de compasión, de sincero sentido, para todo lo que existe. Yo tengo deseos y sueños para ayudar y servir a la humanidad en las formas que pueda. Únase a mí en nuestra evolución hacia un mejor cuidado de la salud. Pido a todos los que leen este libro (profesional y paciente, porque todos somos pacientes) recordar algo simple: todos somos seres humanos holísticos. Todos los órganos del cuerpo necesitan uno del otro para su mejor funcionamiento. El cuerpo mismo es un equipo holístico. La buena salud depende de un concepto holístico que todos alimentamos porque es afectado por todo. La comida que comemos, el agua que tomamos, nuestros pensamientos, ideas y emociones, nuestros micro y macro biomas, etc. cada uno tiene un efecto sobre el otro. Un practicante útil de la salud siempre pensará en términos del cuadro holístico, donde el diagnóstico y el tratamiento son holísticos, de manera que el paciente puede ir y enfocarse en la prevención. Debemos trabajar juntos para incrementar la consciencia uno al otro; para vivir y practicar holísticamente.

La Evolución

El doctor que da drogas para suprimir síntomas está facilitando que las causas de la enfermedad se mantengan escondidas y se tornen peores, llevando a más enfermedad. Lo que se necesita es un cambio en el estilo de vida.

www.lifestylepsychotherapy.com www.worldheartrevolution.com

ANEXO

La siguiente información se deriva de mis experiencias personales en el manejo de mi salud, y no es, en ningún modo, una receta para que los demás vivan una vida saludable. Vivir una vida saludable es un proceso a lo largo de la vida que debe ser individualmente manejada con ayuda de su equipo profesional de cuidado de la salud personal. Lea las listas siguientes con una mente que cuestione y busque sus propios mejores métodos para mantener su salud.

Información sobre antecedentes del Dr. Walter J. Urban

Nacido en 1932
CCNY (Ahora CUNY) Especialidad en Psicología, BA 1949-1953
CCNY Psicología Educativa, MA 1953-1954
CCNY Pre-Medicina, 1955-1956
Universidad de Italia. Bolonia. Medicina, 1956-1957
Asociación Psicológica Nacional para Psicoanálisis, Psicoanalista, 1958-1966
Centro de Post-Grado para Psicoterapia, Consultor Comunal, 1966-1968
Instituto de la Familia, localizado en la ciudad de Nueva York, Terapia Familiar, 1969
Productor / anfitrión del Programa de TV en la Ciudad de Nueva York, Psicoanálisis, 1967. Este fue el primer programa de psicología en la TV.
Universidad Internacional [International College], PhD en Psicología Clínica, 1976-1979
Reposo Health Spa. Propietario y Director. Desert Hot Springs, CA, 1981-1983
Instituto Energía de Vida de Costa Rica, Propietario y Director, 2002-2017
Propietario de Finca Orgánica, desde el 2009 hasta el presente

Socrates Wellness Institute [Instituto de Bienestar Sócrates], Anfitrión. Pérez Zeledón, Costa Rica, del 2018 al presente

Autor de:
Fundamentos de la Terapia Integrativa para la Auto-Curación Holística. [Integrative Therapy: Foundation For Holistic And Self Healing] (1978)
¿Tiene Usted el Valor Para Cambiar?: Las 12 Razones de Porqué Usted No Cambia y Cómo Puede Hacerlo [Do You Have The Courage To Change?: The 12 Reasons Why You Don't Change And How You Can] (2004)
Poemas Poderosos [Powerful Poems] (2017)

Los estudios dietéticos de toda la vida del Dr. Urban incluyen cursos y entrenamiento en: plan de dieta macrobiótica, taoísmo, budismo, terapia de la polaridad, terapia del pulsor, plan de dieta de los alimentos crudos, jugo y ayuno con jugo, colónicos, plan de dieta cetogénica, plan de dieta paleolítica, plan de dieta vegetariana, plan de dieta vegana, programa de Hipócrates, etc.

Los estudios de ejercicios personales incluyen cursos y entrenamiento en: estiramiento, yoga, acu-presión, meditación, ejercicios chinos de la cara, shamanismo, curación espiritual, y más.

El Dr. Urban ofrece un servicio único de psicoterapia del corazón. Esto es para gente que tiene varias situaciones con su corazón tales como corazón frío, corazón congelado, corazón temeroso, corazón decepcionado, corazón solitario, corazón odioso, corazón imperdonable, corazón descorazonado, corazón absurdo, corazón sin amor, y más. Mucha gente no tiene la posibilidad de experimentar amor, a pesar de que lo anhelan. El gozo del corazón puede ser sentido cuando las condiciones son las correctas y los bloqueos son removidos. Visite su Sitio Web para más información: www.worldheartrevolution.com

El Dr. Urban ofrece Terapia Integrativa Única (atendida individualmente para cada persona) en Skype. Usted aprenderá cómo desintoxicar su cuerpo, su mente, sus emociones, sus pensamientos y su corazón. Usted tendrá la posibilidad de traer la paz de regreso y el mundo aprendiendo paciencia, simplificación, compasión, amor y servicio. Ayude a su espíritu a volverse libre y floreciente. Esta Terapia Integrativa es una combinación de psicoanálisis, taoísmo, budismo, shamanismo, y otras modalidades combinadas en una forma única. Es posible obtener resultados en una sesión. Contacte a: doctorwalter123@gmail.com

Simplifique: tenga salud

Han tenido que pasar 50 años para des-aprender mis hábitos negativos y poner el nuevo aprendizaje enlistado en este libro en práctica. Aun en lo que estoy escribiendo aquí, estoy aprendiendo a practicar lo aprendido. La práctica requiere mayor disciplina que aprender. He tenido que aprender a des-aprender lo que se me ha enseñado, y luego, poner eso en práctica.

Hay emociones conectadas directa, o indirectamente, a las ideas que me fueron enseñadas. Se me enseñó que las dadas fueron las correctas. Después de todo, mis padres, profesores, líderes religiosos, la cultura, etc. fueron los mejores alrededor y yo no tenía otras opciones para aprender cuando era un niño. Ya que estas ideas se volvieron parte de mí, aprendí a defenderlas. Ahí fue que empezaron a entrar las emociones. Aprendí a creer que las ideas que me fueron enseñadas fueron parte de lo que soy. Mis ideas se volvieron parte de mi carácter y yo aprendí a usar la negación, el evitar, la dilación, el enojo, etc., en creencias y mi ser.

Luego, a la edad de 14 años, hallé un libro sobre religión en la biblioteca y aprendí sobre otras grandes religiones. Después de leerlo, le pregunté a mi padre porqué mi religión era mejor que las otras. Él no tenía una respuesta que pudo haberme satisfecho. Entonces empecé a despertar y a preguntarme acerca de otras cosas que me fueron enseñadas. Aun mantengo muchas cosas que me fueron enseñadas, y las seguí con pasión y gran motivación casi todos los días de mi vida. No me di cuenta que mi cerebro también había sido lavado por los medios, las corporaciones, los políticos, los bancos, y más. Mi vida de obediencia y adquisición se volvió más y más fuerte. Sin saberlo, penetraba cada vez más profundamente en el estilo de vida que se me enseñó volviéndome un tipo de esclavo de mis ideas.

Mis profundos, fuertes y escondidos miedos no eran claramente conocidos para mí. Ellos se mantuvieron inconscientes y guiaron la mayor parte de mi vida. Yo era "normal" en muchas formas, haciendo lo que la mayoría de la gente hace. Me volví un esclavo del sistema sin la consciencia de que era parte de él. Yo podía verme a mí mismo claramente en lo que perseguía mis metas, y no podía ver el mundo claramente, ni todos los poderes y fuerzas escondidos detrás de la cortina. No entendía cómo funcionaban las cosas realmente.

Desde que nací en 1932, durante el tiempo de la Gran Depresión, mis padres eran desempleados y pobres. Vivíamos de la asistencia pública y los alimentos eran muy limitados. Ser pobre fue un

gran profesor para mí. Siempre digo: "gracias" por la gran lección que aprendí tempranamente en mi vida. A la edad de 4 años, estaba en una calle del Bronx en la ciudad de Nueva York mientras que mis padres buscaban trabajo afanosamente.

Mi hermana mayor se alejaría de mí cuando fui dejado a su cuidado y rápidamente logré un sentido de auto-confianza a la edad de cuatro años. No recuerdo haber sentido algún miedo; hacía lo que sea que tuviera que hacer. De nuevo, digo "gracias." A la edad de ocho años, empecé mi propio proyecto empresarial comprando Caramelos de Chocolate al por mayor revendiéndolos con 100% de ganancia. En pocos meses de venta en Brighton Beach Coney Island, compré mi primera bicicleta.

Hay muchas otras historias a ser contadas, tal como mi primer par de zapatos, o cuando usaba las grandes ropas de mi tío. Poniendo todas mis experiencias juntas, aprendí que mi sobrevivencia depende solo de mí, lo que he hallado que es una gran lección que aprendí temprano en mi vida. De nuevo, gracias. Tuve que aprender en forma temprana y rápidamente. Mi seguridad dependía del dinero, y el dinero venía de mi trabajo y de ningún otro lugar. Me motivé mucho sobreviviendo a la edad de 16 años, compartiendo una habitación con un compañero de clase por $7 a la semana en el 116 St. y Broadway en la ciudad de Nueva York.

Después de una vida adquiriendo cosas materiales, aprendí a ser esclavo de las cosas que adquiría. Necesitaba manejar y mantener las cosas que acumulaba ¡y que perdería! Luego aprendí a ser un buen administrador y mis cosas materiales crecieron. Esto significó que yo tenía aún más que administrar.

Luego, en 1976, me mudé a California donde recibí muchas conferencias sobre salud y empecé a interesarme en mi salud. Tremendo cambio para mí como psicoanalista que fui entrenado a pensar que en cuestión de salud estaba todo en mi mente y en mis emociones. Mi interés en la salud creció y creció y me llevó a 42 años de estudios y prácticas intensos, lo que me trajo a este punto de simplificación.

Simplificar es un reto real en lo que me vuelvo más y más dependiente del constante incremento tecnológico para lidiar con mi vida diaria. No solo dependemos más y más de los crecientes dispositivos complejos, pero la gran mayoría de nosotros nos volvemos adictos al entretenimiento de la tecnología y a los golpes de dopamina proveídos por cosas como la validación de los medios sociales. Nuestra adición se torna tan fuerte que a veces, la gente no tiene conversaciones normales. Comemos las comidas mientras que vemos los teléfonos inteligentes; y aún he visto a alguien cepillándose los dientes con una mano y viendo su teléfono con la otra. No juzgo a esta gente porque no tengo el derecho a hacerlo. Sin embargo, desearía que ellos(as) se miren. Es difícil simplificar cuando no tiene consciencia de que ha sido víctima de un tipo de 'coco wash' controlado. El fácil paso a la pasividad, más que tomar la responsabilidad de adultos, se impone. Se ha vuelto difícil observarse a uno mismo cuando estamos disfrutando el entretenimiento con pasividad.

Nuestro lavado de cerebro colectivo también se extiende a nuestra salud. Hemos aprendido que nuestra salud depende de doctores y fármacos más que de nosotros mismos, que de nuestra responsabilidad personal en nuestras elecciones diarias. El camino fácil es frecuentemente escogido más allá de la vía responsable que requiere esfuerzo y trabajo. Yo desperté de esto desde décadas y he visto a muchos otros hacerlo. Sin embargo. La mayoría aún duermen y son dependientes del sistema. Les falta motivación para cambiar hasta que les llega una crisis de salud seria.

Espero que aquellos de ustedes que lean este libro decidan hacer los cambios que requieren ahora, antes de que alcancen un estado de crisis. La práctica de la buena salud no es complicada. El pensamiento real, el alimento, el ejercicio, el dormir, las emociones y el medio ambiente practicados todos los días hacen el estilo de vida correcto. ¡Empiece hoy!

Creando una Mejor Vida: De la Semilla al Fruto

La vida es un constante reto y cambio. Algunos de nosotros podemos crecer y fluir con el río de cambio, mientras que otros se hunden en la resistencia y el descontento centrados en sí mismos.

Con el coraje para cambiar, yo abracé la suprema consciencia del amor, la espiritualidad, y una dieta de alimentos crudos. Cuando leí sobre la forma de vida de los originarios Hunza (de algunas zonas de Pakistán e India) en 1962, me interesé en la nutrición, cambiando lentamente de una pizza regular, bistec, queso cottage, salami, frituras en paquetes, papas 'a la francesa', pollo, huevos; a frutas, vegetales, nueces y semillas. Hice esto gradualmente a través de un número de años y entré a la usual "crisis de curación" cuando comí 100 por ciento comida cruda. Hice fuertes cambios positivos en mi dieta y las toxinas almacenadas tuvieron la oportunidad de salir porque le di a mi cuerpo la buena nutrición y saqué las comidas creadoras de toxinas. Como resultado, experimenté varios síntomas de la crisis de la curación, incluyendo dolores de cabeza, debilidad, fatiga, etc. Estos síntomas se extendieron por meses hasta que eliminé todas las toxinas de mi cuerpo y finalmente me sentí mejor.

Asistí al College of New York [Universidad de Nueva York] a la edad de dieciséis donde obtuve un B.A., un M.A., y me convertí en un estudiante de pre-medicina. Luego asistí al Bologna Medical School en Italia, pero tuve que desertar debido a la falta de fondos. Recibí mi PhD. en Psicología Clínica en Los Ángeles y mi certificado en Psicoanálisis en la ciudad de

Nueva York. Me entrené como Consultor en Salud Mental en el Centro de Postgrado para Psicoterapia en la Ciudad de Nueva York, y luego como Terapista Familiar. Me hice Director del Theodor Reik Consultation Center en Nueva York, luego, Director Clínico del Transactional Analysis Training Institute [Instituto para el Entrenamiento de Análisis Transaccional] en Beverly Hills. Hice práctica privada en Beverly Hills y en la ciudad de Nueva York.

Poseo una finca orgánica en Costa Rica, donde resido hoy. Me esfuerzo para esparcir las semillas del cambio con la autoría de los libros: Terapia Integrativa: Fundamentos de Holística y la Auto-Curación [Integrative Therapy: Foundations of Holistic and Self Healing] (1978), ¿Tiene Usted el Valor de Cambiar? [Do You Have The Courage To Change?] (2004) y Poemas Poderosos [Powerful Poems] (2017).

Mi rutina de ejercicios meticulosos me mantiene activo por 12 horas al día a la edad de 87 años. Hago ejercicios seis días a la semana y el panorama es decididamente positivo. Estoy feliz con mi salud, estilo de vida simple. Algunas veces, ingiero cinco frutas en la mañana y una gran ensalada con aguacate para la cena. Con disciplina usted puede cambiar su estilo de vida, evitar enfermedades, ganar más energía y fortaleza, verse y sentirse bien. Usted solo tiene que tomar la decisión y mantener su compromiso de elecciones responsables.

Mi vida ha sido dedicada a ayudarme y a ayudar a otros. Practico lo que predico, sonrío muchas veces al día, y frecuentemente afirmo "tengo paz" en mis meditaciones de tres segundos. En otros periodos de meditación más largos, afirmo: "soy saludable, fuerte, gozoso, libre, independiente, protegido, tengo paz, soy cariñoso, humilde, sé perdonar, soy compasivo, confiable, soy parte de la naturaleza," seguida de una afirmación extra: "sí, lo soy." Estas meditaciones afirmativas condicionan mis células y mejoran mi vida. Intente usted hacer esto, con muy poco esfuerzo, ¡no se arrepentirá!

Disfruto ayudando a la gente que desea ser informada y tomo responsabilidad por sus vidas. Tomo el reto por aquellos que no lo hacen. Ni yo ni ningún otro "doctor," puede tomar la responsabilidad por usted.

La Rutina de Salud Personal del Dr. Urban

1. Cuando tengo problemas de salud, los investigo lo más que puedo en la internet antes de ir al doctor. Voy a los practicantes del cuidado de la salud con preguntas. En el pasado, si me daban medicamentos, los chequeaba en la internet antes tomarlos. Ahora, no tomo ningún fármaco, pero tomo hierbas y remedios naturales.
2. Tengo paciencia con el proceso de curación y mantengo una actitud positiva. Silenciosamente hablo con mis problemas, en parte para pedirles que se resuelvan, y en parte para ser consciente de en qué necesito trabajar. Hablo con mi cuerpo y soy consciente de la "inteligencia" corporal (su capacidad para curarse a sí mismo). Pido ayuda a las fuerzas espirituales del universo, también, ya que esto me ayuda a mantenerme alineado con mis metas e intenciones.
3. Practico el buen manejo de mis intestinos y he hecho tres programas de desintoxicación, según la Guía para el Mejor Cuidado de los Intestinos: Un Programa Completo para la Limpieza de los Tejidos a través del Manejo de los Intestinos [Guide to Better Bowel Care: A Complete Program for Tissue Cleansing through Bowel Management] del Dr. Bernard Jensen. En ciertas ocasiones, cuando necesito hacerlo, tomo una cápsula herbal para el colon y/o psilio.
4. Por muchos años, observé mis niveles de estrés y frustración en diferentes situaciones y en diferentes personas. Pienso qué es lo que hay en mí que causa mis reacciones y recuerdo decirme que yo estoy en control de mis reacciones, aun cuando no pueda controlar nada más. En lo que hago esto, practico mantener el control sobre mis emociones, aquellas que puedan herirme. Me preparo mentalmente para situaciones que sé que pueden ser frustrantes para mí. A veces, en forma silenciosa, digo un mantra para mí mismo, como "tengo paz." Si siento que estoy reaccionando emocionalmente, pongo mi recordatorio de marca roja para recobrar el control rápidamente. Me doy cuenta de que el autocontrol es trabajo y que no puedo controlar el mundo a mi alrededor. No espero que otros cambien; el cambio debe siempre estar en mí. Es mi responsabilidad darme cuenta siempre de que yo debo estar a cargo de mí. Este auto-conocimiento y proceso de acción me ha ayudado a evitar el estrés.

He encarado mi enfermedad, ancianidad, muerte, y no tengo miedo, entonces, no siento estrés o frustración de estos procesos. La muerte es, usualmente, el mayor miedo que tiene la gente, lo que es la razón por la cual he estudiado varias ideas que me han liberado de este miedo. El budismo, el shamanismo, y varias otras formas de espiritualidad me han ayudado a dejar ir el miedo y su consecuencia: el estrés.

5. He desarrollado la disciplina para los ejercicios 6 días a la semana. Empecé con varios minutos cada día que se han incrementado a 1.5 horas diarias. Hago lo que se llama 'Ejercicios de Longevidad Integrativa.' He desarrollado esta rutina en los últimos 50 años de mi vida, incluye yoga, estiramiento, ejercicios internos chinos, meditación, afirmaciones, puntos de presión, pesas y tai chi estilo libre.

6. Mi mantra cotidiano es: "yo soy energía liviana, de paz y gratitud".

7. Digo "gracias" muchas veces durante el día, aprecio todo lo que tengo y trato de simplificar mi vida.

8. Pongo un fuerte énfasis en amar a mi esposa. Practico la paciencia, el amor, la compasión y el entendimiento. Me doy cuenta que todos estamos limitados y que cada uno hace lo mejor que podemos en el momento.

9. Me enfoco lo más que puedo en el ahora (en este momento y muy atentamente). He tenido personalmente más de 10 años de psicoanálisis, así como terapia de grupo, de manera que estoy relativamente libre de mis traumas y situaciones negativas. Estoy constantemente estableciéndome objetivos para adquirir mi mejor yo, estoy liberado del miedo al futuro.

10. Regularmente me hago exámenes de la sangre para probar mis niveles de vitaminas y minerales, haciendo cambios dietéticos y tomando suplementos cuando los resultados muestran que los necesito. Prefiero incrementar mi toma de alimentos que suplen naturalmente el contenido nutricional que requiero. Los resultados de mis test son sorprendentemente buenos, tanto que me han pedido dar una charla a un grupo acerca de mis tomas nutricionales.

11. Raramente uso fármacos. Tomé antibióticos una vez en mi vida por una obstinada infección *Helicobacter pylori* ya que fue una

situación de emergencia. Uso remedios herbales para mi próstata, incluyendo algunos homeopáticos.

12. Soy constantemente consciente de que soy una parte de la naturaleza, aun cuando vivo en la ciudad de Medellín. Paso tiempo al exterior y medito en mi conexión con todo. Paso seis meses del año viviendo en mi finca en Costa Rica para asegurarme de que mantengo un balance con la naturaleza porque creo que absorbemos energía curativa de los árboles, del suelo despejado, del aire fresco, de la comida nutritiva y del agua filtrada.

13. Yo observo mis pensamientos y emociones para atestiguar si mis reacciones contienen elementos de necesidades egoístas, de esas que se extienden más allá de mis más esenciales necesidades al ámbito de la avaricia, el estatus social, y otros esfuerzos altamente egoístas.

14. Enjuago mi boca con peróxido de hidrógeno varias veces a la semana.

15. Como dos cucharadas de aceite de coco todos los días.

16. Duermo de 8 a 9.5 horas cada noche, yendo a la cama a las 8 p.m. lo más tarde.

17. Mi actitud y perspectiva hacia la vida es positiva y vivo lo más que pueda el momento a través de mis prácticas de consciencia plena. Disfruto mi vida y todo lo que hay en ella, y he soportado el punto de vista de 'nunca darme por vencido', encarar quien soy y lo que puedo aprender.

18. Escucho mi auto-control and acepto lo que dice, manteniéndome abierto todo el tiempo.

19. Establezco metas razonables y posibles de lograr.

20. Tengo un fuerte y creativo deseo para expresarme a través de la escritura, la poesía y la pintura.

El Plan Dietético Personal del Dr. Urban

He practicado varias dietas en mis 87 años. Empezando con la Dieta Triste Americana cuando ya estaba crecido. En lo que he aprendido y evolucionado, he cambiado a una dieta macrobiótica, que progresó a una dieta vegana. También probé una dieta vegetariana, dieta de comida cruda y el ayuno de solo jugo por veintidós días. También he aprendido las más nuevas tendencias en los últimos años de la observación de varias conferencias cumbres sobre dietas en la internet (keto, paleo, Hipócrates, etc.). He aprendido que no hay una dieta mágica que mejor se adapte a todos, o a todas las situaciones.

Actualmente me he enfocado en comer predominantemente frutas orgánicas, vegetales, nueces y semillas. No como comidas procesadas y recientemente excluí el pescado y el pollo, los cuales comía antes moderadamente. He eliminado el azúcar, la sal con fluoruro, las bebidas carbonatadas, la leche animal, el café y el alcohol. Uso sal no tratada hecha para animales, comprada en bolsas de 45 kilos en la veterinaria y sal Himalaya. Yo no como productos animales más que huevos de corral para proteína adicional. Mi dieta es mayormente vegana y 70% comida cruda.

He pasado mi vida estudiando cuales comidas contienen qué vitaminas y minerales, así como qué es lo que mi cuerpo necesita. Uso varios té y remedios herbales. He eliminado todos los vegetales hidrogenados (aceites malos), uso aceite de coco. He evolucionado mis dudas acerca del aceite de oliva a causa de la falsa información. Me aseguro de comer aguacate todos los días para obtener buenas grasas en mi dieta. Acostumbraba a comer salmón silvestre de Alaska por la misma razón, así como algunas sardinas y agua limpia, pescado no criado en acuacultura, pero recientemente he regresado a una dieta estrictamente vegana, principalmente comida cruda.

Practico las comidas combinando. Dicho en forma simple, esto significa que no como carbohidratos y proteínas juntas, se come frutas solas, y los vegetales se comen con carbohidratos o proteínas (nunca con ambos).

Los sustitutos del azúcar vienen bajo 35 diferentes nombres, incluyendo aspartamo, dulce bajo, glucosa, sacarosa, etc., de manera que, leo cuidadosamente la información dietética antes de comprar cualquier engaño, como el jugo de fruta. La mejor forma de evitar ingredientes escondidos es evitar las comidas y bebidas empacadas o procesadas, siempre que sea posible.

Como algunas "buenas" nueces como nueces de Castilla, macadamia y pistacho. Además, he empezado a eliminar todas las "no" comidas enlistadas en el libro del Dr. Gundry, La Paradoja de las Plantas [The Plant Paradox] (2017), y comer todas las "sí" comidas.

Aún después de todo esto, no tengo una dieta perfecta porque, a veces, ceno en restaurantes. Continúo haciendo buenas elecciones siempre que sea posible y sigo adelante con la buena salud en mente, incluyendo el entrenamiento continuo para preparar las más nutritivas comidas posibles.

"Cuando como, yo …"

1. Mastico, mastico y mastico
2. Como lentamente
3. Disfruto la comida
4. Me detengo cuando estoy lleno ¾
5. Dejo de beber 20 minutos antes de comer y empiezo horas más tarde, dependiendo de la comida
6. Como con buena compañía (no con pantallas electrónicas)
7. No pongo comida fría en mi estómago
8. Uso buena sal (no tratada)
9. Uso buenos aceites (no uso aceites vegetales)
10. Como la cena temprano (no después de las 6 p.m.)
11. Como en horas regulares
12. Nada de azúcar (ni sustitutos)
13. Nada de comida procesada
14. Como la col rizada y vegetales de hojas verdes
15. Como vegetales producidos orgánicamente
16. Nada de carnes rojas, ni puerco, ni pollo, ni pescado

Treinta Proverbios para una Perspectiva en la Vida

1. La persona sabia sabe que no es indefensa. Ese es su poder.
2. La fortaleza del silencio concede la oportunidad para aprender.
3. Olvídese de quién fue usted para tornarse en quién realmente es.
4. Usted no posee nada.
5. El auto-desarrollo es su principal trabajo.
6. La luz es una ilusión.
7. Limpie su mente para que pueda limpiar su hogar.
8. Vea hacia adentro para que pueda ver hacia afuera claramente.

9. Abra su mente para aprender más que repetir lo que usted cree que conoce.

10. Mejorar su paciencia agrega días a su vida.

11. Aprender cómo aprender es la primera cosa por aprender.

12. No defienda sus creencias, de ese modo podrá abrir su mente.

13. Su más grande enemigo es su mente cerrada.

14. Sus emociones le pueden impedir usar su lógica.

15. No culpe a sus emociones; entienda su origen.

16. Las personas emocionales necesitan su entendimiento ... si lo puede dar.

17. Practicar la calma construye fortaleza.

18. Cuando usted está listo para darse por vencido, recuerde su yo interior.

19. La sabiduría puede crecer de su propio pensamiento.

20. Sus padres hicieron lo mejor posible.

21. Diga 'gracias' todos los días ¡con una sonrisa!

22. Diga lo que usted cree que es lo correcto; no lo que le hace sentirse bien.

23. Usted es responsable; ningún otro es responsable por usted.

24. Si usted pone más atención a su salud que a su riqueza, vivirá más.

25. La paciencia no es solo esperar ... es esperar con calma.

26. La auto-observación es necesaria para el auto-control.

27. Seguir las normas lo hará un esclavo y robará su libertad.

28. Los rumores no ganan nada y desperdician energía.

29. Toda pelea necesita dos perdedores.

30. Si usted piensa antes de hablar, seguramente hablará menos.

Energía para la Auto-Curación

Todo es hecho de energía. La Fuerza de la Vida que junta todo, está hecha de energía. Necesitamos de la energía para vivir. La comida que comemos, consume y crea energía. El desecho necesita energía para ser retirado. La comida viva tiene energía. La comida cocinada necesita más energía para digerirse que la comida viva. La comida procesada requiere más energía para digerirse que la comida no-procesada. Las drogas y el exceso de hormonas liberan toxinas en el cuerpo, y se requiere de energía para procesarlas y eliminarlas. Las toxinas son eliminadas a través de la piel, los pulmones, el colon, los riñones, la vejiga, y el sistema linfático. A pesar de todo esto, a las corporaciones aún se les permite promocionar comida debilitada, empacada, pre-cocida, químicamente procesada, cultivada llena de hormonas. Todos los pensamiento, sentimientos y emociones requieren energía. ¿Qué pasa cuando obtenemos nuestra energía de fuentes contaminadas? Nuestras células necesitan energía para funcionar y la mitocondria produce energía. La energía es la base de toda vida. El cuerpo funciona mejor con armonía y balance de energía.

La energía es dirigida a través del pensamiento. Los bloqueos de energía crean desbalance y desarmonía llevando a enfermedades. Los pensamientos están dirigiendo energía en nuestros cuerpos y los pensamientos negativos hacen que los desbalances en nuestra energía interna fluyan. Con estos pensamientos en mente, he creado un ejercicio meditativo especial que practico todos los días. El propósito es crear una energía fuerte para la curación; una concentración de energía que luego enfoco a mi cuerpo con atención dirigida a las partes que necesitan ser sanadas, de manera que yo pueda fortalecer la fuerza de energía de mi vida. Yo enfoco la energía de mi vida en los siguientes pasos mientras que muevo mis manos en ciertas posiciones que no describiré aquí ya que ellas servirán mejor al ser demostradas. Yo uso este proceso para concentrarme y recoger las fuerzas de energía disponibles de las siguientes fuentes:

- La habilidad del cuerpo para curarse a sí mismo usando la inteligencia del cuerpo
- Mi espíritu personal es mi guía
- Energía cósmica y universal
- La Energía de Fuerza de Dios combinada con mi fuerza de energía interna (según se describe en el budismo)
- La energía de la creencia positiva
- La visión del resultado futuro (¿cómo seré?, soy eso ahora)
- Las chakras
- La mitocondria
- Los telómeros
- Las glándulas endócrinas

- La energía de bombeo del corazón
- La energía del sol

Yo uso todas estas energías y las enfoco en una fuerza unificada y poderosa a ser aplicada a cada parte de mi cuerpo necesitada de atención especial para la curación. Esto es permitido por una serie de ejercicios chinos de golpeteo de dedos en los meridianos del cuerpo y ejercicios chinos de la cara, que conectan la energía que yo he cultivado y la dirige hacia mis órganos. Todos los ejercicios mencionados antes son parte de un gran programa llamado Ejercicio de Longevidad Integrativo que yo practico seis días a la semana.

Este ejercicio meditativo de energía para la curación necesita disciplina, paciencia y práctica para aprenderlo. Yo soy feliz de enseñarlo a quienes estén motivados para volverse más fuertes y obtener salud óptima.

Amor ... la energía de luz

La luz viene del sol. Nosotros tenemos una luz interior también que viene de nosotros tanto como viene del sol. La luz es una forma de energía; nunca creada, nunca destruida. Con la energía de la luz viene el amor. Muchos le dirán amarse a usted mismo primero, y luego amar a otros. Para mí, el amor no es separado.

Cuando usted ama, la energía de ese amor se vuelve universal porque el amor no tiene límites. Es una energía que ama todo. Cuando usted ama a su pareja, también ama a los árboles y a todo lo demás. Entender esto depende de su nivel de consciencia. Si está limitado por el estado de su ego, puede que no entienda esto. Desarrollar más consciencia posibilita la habilidad de amar. Aceptar el mundo con amor no es pasivo porque el amor es una energía activa que facilita el entender. Y en entendimiento mejora el amor.

Siempre hay luz

A veces no vemos la luz, ni la sentimos, ni pensamos en la luz. Cuando esto sucede, nos mantenemos con otros pensamientos, sentimientos y emociones que estamos experimentando. Si usted considera que todos somos vibraciones de energía de luz y que esas vibraciones son las bases de quienes somos, entonces, siempre hay luz porque somos luz. Cuando sostenemos esta creencia en mente, siempre podemos ver la luz.

Lo que significa la luz puede diferir de persona a persona, y para muchos es una idea positiva. Experimentar la luz puede darnos esperanza cuando estamos rodeados por la oscuridad. La energía de la esperanza es una fuerza positiva. Cuando nosotros realmente tenemos fe en la esperanza, las luces se encienden, aun cuando no es pensada, sentida o vista. Todo inicia con cómo piensa usted. Esta es la experiencia universal del ser humano, aun cuando ver y sentir no puede unirnos en nuestra experiencia. Cuando usted piensa en la luz, usted aumenta el sentimiento de luz internamente. Piensa en ello, y eso siempre estará ahí. Usted es la luz, su propia luz, la luz universal, y su pensamiento conectado a ella. Usted puede escoger decir a usted mismo: "soy luz."

¿Profecía planetaria tonta, o taoísta?

Para aquellos de ustedes que tienen una realización más plena de lo que está pasando; para aquellos que tienen información valiosa y para los buscadores de la verdad que tienen curiosidad sin fronteras: es importante ser consciente de que aún con las vastas, secretas, capacidades tecnológicas de los súper-poderes (las corporaciones y los estrados nacionales), la naturaleza siempre triunfará.

Algunos han predicho que una revolución ocurrirá en un futuro cercano en los Estado Unidos, y que se volverá un país de tercer mundo que se someterá a un gobierno mundial global y aceptará una moneda mundial conocida como Derechos Especiales de Giro - DEG [Special Drawing Rights (SDRs)] que se volverá el BANCOR, un nuevo tipo de moneda que podemos esperar ver regularmente en nuestro futuro. Las corporaciones, los bancos centrales, el Banco Mundial y el Fondo Monetario Internacional (IMF) podría continuar empujando sus agendas de avaricia, causando que más gente muera, tenga hambre y se enferme. Eventualmente, empezaremos a darnos cuenta que indiferentemente de cómo las cosas evolucionan, nosotros necesitamos que el planeta produzca comida para nuestra sobrevivencia. Los mecanismos auto-destructivos de la producción de comida, tal como las semillas Modificadas Orgánicamente, y la producción de alimentos, han tenido una reacción que continuará creciendo. El alimento es el fundamento de la sociedad; no podemos comer oro, ni petróleo ni monedas.

Todos esos lados (las separaciones) están luchando desesperadamente por adquirir sus metas. Cada uno de ellos cree que el resultado puede ser controlado por sus poderes. El taoísta, por otro lado, cree en la Gran Vía, donde las leyes de la naturaleza reinan alto.

El instinto básico de todas las especies es sobrevivir de acuerdo a las leyes de la naturaleza y Monsanto nos ha mostrado que su hierba asesina ha causado una nueva que tiene cerca de dos metros de alto. Tal vez este es un ejemplo, o lección de la fuerza de la naturaleza, y para aquellos que sobrevivan en el futuro evolucionarán en un nuevo tipo de ser humano, ¡uno con corazón, amor y compasión!

Serie de poemas por parte del Dr. Walter J. Urban

Revolución del Corazón

Revolución del corazón
Amor es la solución
Debes ver dentro
Deja que el amor te guíe
Aprende cómo hacerlo
Lentamente, poco a poco
Toma todo el tiempo que ocupes

Aprende a plantar la semilla
La semilla de tu amor
Alimentada por la lluvia arriba
Alimentada por la tierra abajo
Deja que tu buen corazón muestre
Deja a la luz, también
Ve lo mejor en ti
Siempre estará ahí
Detrás de la mirada fría
Amor es la solución
Nueva revolución

Buenos Viejos Días

Bueno viejos días
Buenos viejos caminos
Solían ser divertidos
Ahora es arma de policía
Solíamos danzar
Y tener romance
Solíamos hablar
Ir de paseo
Ahora son teléfonos celulares
Y drones de muerte
Los aviones vuelan más rápido
Desastre de guerra
Retrospección por un momento
Días de sonrisas
Sintonías bellas
Cuidado con los matones
En lo que sientas
Tus dientes aprietas
¿Qué vendrá luego?
Mensaje en texto
Implanta tu chip
Ve en viaje narcótico

Buscando la paz
Las guerras no cesan
Usted se sienta y espera
Busca tu pareja
El mundo gira
Y nadie aprende
Para detenerse y ver
¿Cómo podrías ser?
Los buenos viejos días
Los buenos viejos días

Mi Mundo

Eres mi mundo
Mi amor desplegado
Veo tu sonrisa
De vez en cuando
Luego, me siento bien
Justo como debiera
Cada día amo más
Abre la puerta del alma
Y ahí encuentro
Tal paz mental
Ahí permanezco
Por favor ven por el camino
Quédate conmigo
¿No puedes verlo?
Eres mi mundo
Tu amor desplegado

Solo Amor

Sí, solo amor
Luz de arriba
A todos nos ilumina
Al bajo al alto

Nuestras relaciones
Todas las naciones
Los árboles y las aves
Bandadas de animales
La tierra, el cielo
No me pregunto porqué
Todo está tan claro
Vida sin miedo
Amor en el corazón
Cada día inicia
Cuando despiertas
El primer aliento que tomas
Luz de arriba
Es solo amor

Ilusión

La vida es ilusión
Tu confusión
Persigue tu sueño
Luego parece
Has alcanzado tu sueño
Has pagado peaje
Luego despiertas
Tratas de tomar
Otro vistazo
Un nuevo libro
Y ahí encuentras
Otro tipo
Una nueva idea
Se vuelve claro
Piensas que conoces
Una nueva vía que tomar
De nuevo intentas
Un nuevo suspiro
Solo para hallar

Que eres ciego
Nueva confusión
La vida es ilusión

Mi Amor

Un cálido abrazo
Una cara sonriente
Corazones que se encuentran
¡Qué trato!
Tenerte cerca
Mi amor querida
Para hacerte real
Mi amor para sentir
Oh, ¿dónde estás ahora?
De algún modo te encontraré
Buscando aquí y allá
Buscando en todas partes
Más que un sueño
Nuestro amor parecerá
Para ser tan cálido
Tu primorosa forma
Tus ojos bellos
Tu buena mente, tan genial
Cuando apareces
Pierdo el miedo
De no hallarte
Mi amor se ha vuelto realidad
Con tu cara sonriente
Y tu cálido abrazo

Printed in the United States
By Bookmasters